EL LIBRO QUE HABLA DEL TRIGO

El libro que habla del trigo

Y otros secretos de la comida

Robert Miller

Aviso general

Este libro está diseñado para compartir información con el público en general. Dicha información no ha de ser interpretada o usada para el tratamiento de casos individuales. El autor y el editor provee esta información y el lector la acepta, siempre entendiendo que todo lo que haga o intente como resultado de la lectura de este libro es bajo su propio riesgo. El autor y editor no tendrá obligación ni responsabilidad alguna con ninguna persona ni entidad por las pérdidas o daño causado o que se alegue que haya sido causado directa o indirectamente por la información contenida en este libro. Consulte con su *profesional de la salud* para más información.

CONTENIDO

PRIMERA PARTE : EL GRAN PROBLEMA   11

Presentación   13

Estás jodido   16

Culpabilidad   18

¿Eres más tonto que un mono?   20

Soylent   22

¿Por qué funcionaba la Comida Para Peces?   24

Bienvenidos al mundo de Norman Borlaug   26

El proceso de la alimentación para dummies   29

¿Por qué acumulo grasa abdominal?   32

¿Por qué no puedo parar de comer?   34

¿Por qué me entra sueño cuando como?   37

¿Por qué me apetece constantemente azúcar o chocolate? 39

Resumiendo   41

Conoce a tu enemigo   42

Breve historia del trigo moderno   44

¿Pero qué es el gluten?   48

La pirámide infernal   51

¿Eres más tonto que un saltamontes?   54

Resumiendo   56

Las otras dietas   57

Grupos de alimentos   59

La dieta Dukan   60

Dieta Atkins   62

La dieta paleo   64

La dieta Cetogénica   66

La dieta 5:2   68

Las dietas de pocas calorías (hipocalóricas)   70

Dieta mediterránea   72

Otras dietas y consejos dietéticos populares   74

Conclusiones   76

La última dieta   78

¿Pero, realmente comemos tan mal?   80

¿Y ahora qué como?   83

¿Y ahora qué compro?   87

Alimentos que molan   91

Alimentos que a veces molan   95

Alimentos que no molan   96

Alimentos del demonio   99

¿Pero no necesito el trigo?¿Seguro?   101

¿Pero, cuándo tengo que comer y cuánto como?   103

¿Tengo que desayunar?   106

Reinventando la ensalada   108

Que viva el colesterol   110

¿Puedo mezclar alimentos?   114

¿Y ahora qué bebo?¿Y cuánto bebo?   116

¿Y qué hago cuando salga?   119

¿Tengo que hacer ejercicio?   122

¿Cómo puedo adelgazar más rápido?   124

En resumen   125

SEGUNDA PARTE: EL PROBLEMA REAL   129

Introducción   131

El mundo de los parches   133

Los dos cerebros   135

Mis efectos favoritos   138

El resto   142

Inmunidad   144

Mi cándida manda   147

¿Han desayunado tus defensas?   149

PELARGON era la leche   156

Pues si no quieres leche.. ¡toma soja!   160

Los trece jinetes del Apocalipsis   163

Resumen final   169

Epílogo   172

A mis correctoras y primeros conejillos de indias: Aza, Bea, Dely, Esther, Francis, Isa, Jussy, Sonia y Tati.
Por ese importante último empujón a Grisil.
A Cristina por toda su ayuda infinita.
Y por supuesto, por su forma especial de ver la vida, a Emma.
Gracias a todas y a todos los que están tomando parte en esta lucha, porque nos jugamos mucho.

PRIMERA PARTE : EL GRAN PROBLEMA

Presentación

La verdad es una frase repetida suficientes veces
J.Goebbels (Ministro de propaganda Nazi)

Esta es la parte donde me toca presentarme como médico, nutricionista o periodista. Pues siento decepcionaros pero realmente no soy nada de lo que se espera que sea. No, no soy médico, ni nutricionista, ni nada por el estilo de lo que a la gente le encantaría escuchar. Ni siquiera la mayor parte de lo que leerás a lo largo de este libro lo he descubierto yo. De hecho, este descubrimiento ha sido pura casualidad. Mi naturaleza curiosa y perfeccionista, que me ha hecho buscar siempre la excelencia en todo lo que hago, me ha llevado a investigar la comida perfecta y esto, a su vez, me ha hecho llegar a conclusiones que con el tiempo seguro que se convertirán en algo cotidiano. Creo que esta forma de alimentarse marcará un antes y un después en la historia de la humanidad. Pero como ya te decía, nada de aquí lo he descubierto yo. Han sido otros gigantes: médicos e investigadores que no han podido, o no han sabido llegar al gran público por algún motivo y en cuyos hombros yo me he subido para poder crear este escrito.

Hace unos meses, mientras que volvía a variar mi dieta, mi madre me comentó que cuanto menos comía más gordo estaba.

Al principio pensé que simplemente era para meterse conmigo, como hace siempre, pero luego me di cuenta de que era cierto. Entonces empecé a investigar el tema y me di cuenta de cual era la solución. Nada nuevo, simplemente uniendo información de varios sitios y haciendo algunos experimentos. Creo que esa información estaba dispersa o escrita de una manera muy complicada o muy técnica y al ser humano no nos gusta las cosas complicadas o sacrificadas.

Ahora te traigo esa solución que me había estado esquivando durante años. Escrita de una forma sencilla y con pasos sencillos a seguir. Pero ojo, ésta puede ser la cosa más fácil y más difícil que harás nunca. Fácil porque simplemente deberás evitar UN solo alimento y al mismo tiempo difícil porque es el alimento más complicado de evitar. Es el alimento que plaga los supermercados de casi todo el planeta.

De todas formas, si estás leyendo esto es porque hasta ahora nada de lo que has probado te ha funcionado (y al final descubrirás tú también el por qué). En estas páginas te darás cuenta de lo que hasta ahora has estado haciendo mal sin saberlo y, por supuesto, tendrás la solución en tu mano.

Pero lo mejor de todo es que podrás elegir. Mucha gente no sabe que tiene elección, otros no quieren saberlo porque están esclavizados y prefieren no saber la verdad. Te darás cuenta de como nos han comido el coco todos: La industria alimentaria, las farmacéuticas, los «expertos», los «profesionales» de la salud y los gobiernos. Nos han machacado tanto el cerebro con mensajes de qué, cuándo y cómo debemos comer (y ahora incluso beber) que nuestra idea de la alimentación es ya una mezcla entre anuncios publicitarios y recomendaciones de «expertos».

Por eso, no te pido que creas lo que hay aquí escrito, te pido que razones un poco y veas si todo esto que te cuento tiene sentido para ti. Para muchas personas ha sido revelador; para otras, al principio, ha sido un shock, pero al final lo han asimilado y lo han comprobado por si mismos.

Me gustan las cosas sencillas, así que aquí no encontrarás cientos de referencias a complicados estudios científicos. No es que no los haya, que los hay a montones en la red, de verdad, lo que pasa es que a mí me parecen lo más aburrido del mundo[1]. Yo, por desgracia, he tenido que tragarme suficientes para empapelar un aeropuerto. Pero a ti no te voy a hacer esta jugada, porque además de los estudios científicos «legales», también hay un montón de estudios no tan «legales» de medicamentos hechos por la misma farmacéutica o por amigos cercanos a la misma que han sido *introducidos* en los gobiernos y que se aplica a otras grandes corporaciones. Tenemos datos falseados por doquier, así que considero muy difícil, bajo mi humilde punto de vista, dar datos fiables. Yo trabajo por la razón y el sentido común, apoyado por algunos estudios y opiniones que, bajo mi punto de vista, considero de los más fiables y razonables.

Hoy ya no solo son los bancos, como decía Steinbeck, las farmacéuticas y las grandes corporaciones también están hechas por algo más que de hombres porque todos los hombres detestan lo que hacen pero aún así lo hacen. Nosotros las creamos pero ya no las podemos controlar[2].

---

[1] El que realmente quiera *evidencias* científicas seguro que las encuentra si las busca. Hay pequeñas anotaciones que me parecieron importantes. Ya tenemos demasiados *expertos* para poner más aquí en este libro manejando la vida de la gente.

[2] Es una frase de «Las uvas de la ira» del genial John Steinbeck:
«Sí, pero el banco no está hecho más que de hombres.
No, estas equivocado, estás muy equivocado. El banco es algo más que hombres. Fíjate que todos los hombres detestan lo que el banco hace, pero aún así el banco lo hace ... Es el monstruo. Los hombres lo crearon, pero no lo pueden controlar»

Estás jodido

El negocio de «mantenerse sano» mueve millones de euros cada día. Los supermercados, los restaurantes, nutricionistas, los gimnasios, entrenadores personales y las farmacéuticas. Todos ellos intentan llevarse su trozo del pastel haciendo que comas cosas que venden como saludables y que realmente no lo son tanto. Estas cosas te llevarán a un régimen espartano durante un tiempo insoportable, que debes combinar con mucho ejercicio. Cuando nada de eso funcione te convierten en un adicto a las pastillas para bajar todo el colesterol, azúcar en sangre y demás niveles con los que te miden para que «funciones» bien.

Pero no lo consiguen. Entonces llegan los peores, los vendedores de pastillas mágicas que absorben grasa «mágicamente», o productos que aceleran tu metabolismo hasta el infinito, o incluso cremas «inteligentes» que reducen tu grasa por la noche de forma localizada.

Mira a tu alrededor. La tónica general es gente con barriga cervecera. Pero ya no solo hombres, que son los que se supone que almacenamos la grasa en el abdomen, ahora son también mujeres, niños, ancianos y hasta bebés.

La obesidad es la plaga de la humanidad y no es una enfermedad que viene de algún sitio tropical, es una plaga que hemos inventado nosotros.

Tengo una amiga que tiene un muy buen cuerpo. Un día le pregunté el «secreto» y me dijo que se pasaba dos horas y media diaria en el gimnasio.

Entonces pensé «estoy jodido», porque me veo incapaz de pasarme ni siquiera media hora diaria en el gimnasio. ¡Qué digo media hora, ni 10 minutos!

Pero si tienes que pasarte ese tiempo para tener un buen cuerpo, es que hay algo que no funciona. Entonces pensé: si un bebé hace el mismo ejercicio que otro (cero), ¿Por qué unos están gordos y otros no? ¿No es curioso que unas personas coman lo mismo que otras y no engorden? ¿Es normal que gente que hace ejercicio esté gorda y otros que no hacen nada no lo estén? Es también muy sospechoso que a partir de cierta edad (haciendo el mismo ejercicio) se engorde más.

También me parece curioso ver a algunas personas que por detrás están relativamente delgados pero luego se dan la vuelta y tienen una barriga importante.

Si preguntas a los *expertos* te hablarán del metabolismo y de como se ralentiza a partir de ciertas edades y otras tonterías que te llevan a pensar que esto es así y que hay que aguantarse con lo que tienes y sentirse culpable por no pasar esas horas en el gimnasio y por tener menos constancia que la cigarra del cuento.

Y han sido muchos años de culpa, te lo aseguro.

Culpabilidad

Me he pasado 20 años de mi vida gordo. No un gordo demasiado gordo, sino un gordo de la media. Pero lo peor no es la gordura, lo peor son los 20 años de culpabilidad. El tiempo que me he pasado torturándome pensando que debía de controlarme, que tenía que hacer más ejercicio, que no me centraba lo suficiente en nada. Muchas veces me enfadaba al mirarme al espejo. Pensaba que el resto de la gente mantenía un autocontrol excelente mientras que yo era un tipo que no podía mantener una relación saludable con la comida.

Tenía épocas en las que iba al gimnasio o corría, pero no había una diferencia notable, así que después de unos meses lo dejaba. ¡Incluso a veces cogía más kilos! En las épocas en las que estaba más ansioso o depresivo era imposible controlarme y comía toda la comida basura que estaba a mi alcance.

Pero entonces descubrí que no era culpa mía. Qué la culpa de todo esto era de un tipo llamado Norman Borlaug, que en su afán por salvar al mundo de la hambruna nos condenó a muchos a la obesidad perpetua y a una muerte lenta.
Y fue una sensación liberadora. Como si hubiera resuelto un puzzle de un millón de piezas.

He conocido gente con la misma sensación. Personas que incluso evitan comer cosas que les gustan porque piensan que si está bueno es que engorda. Y estoy hablando de simples calabacines a la plancha con tomate, ojo.

Es una putada no saber qué es lo que puedes o no puedes comer, porque siguiendo las recomendaciones de los *profesionales* de la salud llega un momento en el que sientes que no debes comer nada porque todo te engorda: que si la grasa, que si el chocolate, que el azúcar. Acabas tan liado que cuando comes algo que está fuera de las recomendaciones generales sueles hacerlo con culpabilidad (y si no la tienes, otros a tu alrededor ya se encargan de hacerte sentir mal).

Si estás leyendo este libro puede que hayas pasado por lo mismo. Te aseguro que cuando te liberes de esa culpa tu vida será mucho mejor. También puede que estés empleando una gran parte de tu vida en el gimnasio y comiendo «cartón» para no engordar y sintiéndote culpable cuando te atiborras de bollería. En ese caso también te puede ser útil.

Pero primero vamos a ver como lo resuelven nuestros *primos* más cercanos…

¿Eres más tonto que un mono?

Seguramente nunca has visto un mono gordo. ¿Te has preguntado alguna vez como hace un mono para no engordar? ¿Piensas que se para a pensar en que solo comerá un ochenta por ciento del plato o que parará justo antes de sentirse hinchado? ¿Crees que tiene un entrenador personal y hace todos los días dos horas y media de ejercicio?

Pues si el mono no tiene ninguno de esos recursos y no engorda, podrías pensar que nosotros somos más tontos que un simple mono. ¿No?

Pero fíjate que sí hay animales gordos. No hablo de las vacas ni de los hipopótamos cuya constitución es así. Hablo de animales domesticados como perros, gatos, pollos y otros tantos criados por humanos con comida preparada por humanos.

Entonces podemos llegar a la conclusión de que, nosotros, con nuestra magnífica inteligencia que Dios nos dio (en cualquiera de las formas en los que cada uno lo conciba) algo debemos hacer mal cuando fabricamos comida. Ese es realmente el problema: cuando modificamos la comida. Hay algo en la dieta que nos hace engordar, que nos atrapa y que nos mata poco a poco.

En un reportaje de la BBC bastante interesante titulado «la verdad sobre los alimentos», uno de los diversos experimentos de la serie consiste en coger una muestra de personas con problemas variados (diabetes tipo 2[3],

---

[3] Para entendernos, la diabetes del tipo 1 es la que tienes «de nacimiento» y la otra es cuando eres mayor (aunque eso era antes, ahora los niños también la padecen). Hay otros tipos de diabetes como renal e insípida provocadas por otras alteraciones.

prediabetes[4], tensión alta, sobrepeso, colesterol, etc) y durante 12 días solo comen comida similar a la que les dan a los gorilas: todo tipo de frutas y verduras crudas como coliflor, pimiento, fresas, plátanos, etc… Según el cálculo de calorías y nutrientes hecho por los nutricionistas del programa, los participantes tenían que comer cinco kilogramos de comida diaria para abastecer todas sus necesidades. ¡Imagina comer 5 kilos de comida al día! Así que se pasaban todo el día comiendo y casi nunca podían terminarse toda la comida.

¿Resultados? Bajaron el colesterol «malo» una media de 25%, la tensión normalizada y pérdida de peso.¡Comiendo 5 kilos de comida al día! No te asustes, este libro no consiste en seguir una dieta para monos. Además, esta dieta hoy en día es prácticamente impensable. Acostumbrados a todo tipo de delicatessen y de sabores complejos nuestras papilas gustativas rechazan esas dietas tan simples.

Pero yo sabía que tenía que haber algo que fuese fácil y cómodo. Algo que hasta un niño pudiera preparar y que nos alimentara como es debido.

Entonces descubrí algo que pensaba que podría cambiar la forma de alimentarse de los seres humanos. Un día vi un anuncio sobre el que sería el siguiente reto en mi vida. ¿Qué pasaría si existiera una comida que nos diera el 100% de las necesidades diarias y se tardara en cocinar 2 minutos?

Pues existe y se llama Soylent[5].

---

[4] Que vas cuesta abajo y sin ruedas a por tu diabetes tipo 2

[5] Le pusieron el nombre por la película que protagoniza Charlton Heston «Soylent Green» llamada en España «Cuando el destino nos alcance» (¿quién traducirá los títulos? ¡Por Dios!)

Soylent

Siempre me ha fascinado el mundo de la alimentación. Y sobre todo flipaba con las pastillas que los astronautas llevaban a sus viajes espaciales. Mi padre siempre decía que en el futuro la gente comería con una pastilla. La idea de que con una simple píldora pudieras comer me rondaba la cabeza.

Hasta que en 2013 descubrí Soylent. Rob Rhinehart, un programador Estadounidense que tenía poco tiempo y dinero, diseñó una comida que se preparaba en un instante. Imagina el cacao de toda la vida pero que pudieras alimentarte solo de eso porque aporta el 100% de las necesidades nutricionales: comida perfecta.

Entonces para mí pareció llegar la solución, pero resultó un fiasco (a pesar de que Soylent ha sido un éxito mundial). Al empezar a investigar los ingredientes resultaba que Soylent no funciona, bueno, si funciona pero no es adecuado para el ser humano a largo plazo porque muchos de sus componentes son perjudiciales[6] (además de que resulta aburrido a largo plazo).

---

[6] Tiene un buen concepto pero también tiene un montón de fallos en los ingredientes, sobre todo la maltodextrina, las vitaminas sintéticas, minerales no quelados y una serie de fallos que hacen de su formulación pura basura. Las vitaminas y minerales que usa son las que suelen tener las pastillas baratas de complejos vitamínicos que venden en los supermercados, las cuales son mucho más dañinas que si no tomaras nada. !Muchas de ellas provienen directamente del petróleo!. Añadir derivados del petróleo al cuerpo no parece una buena idea.

Simplemente es un comienzo, y dentro de unos años los alimentos en forma de batido será algo tan familiar como la pizza o las hamburguesas[7].

Por supuesto, tampoco cuentan como alimento los complementos farmacéuticos para los ancianos y niños con sabor a chocolate y otras porquerías que salen en la televisión porque son auténtica basura.

Te preguntarás a que viene todo este rollo de Soylent. Pues el asunto es que yo empecé a fabricarme mi propio Soylent casero porque me era imposible recibir los pedidos desde los Estados Unidos. La gente me decía, con razón, que estaba bastante mal de la azotea, que era posible que me pasara algo, que tal y cual… Como siempre yo seguí mi camino y durante dos meses me estuve alimentando solo a base de batidos. Y esta vez funcionó; y bastante bien, por cierto (pero no te asustes, tampoco debes consumir ningún batido ni nada de eso).

Durante los dos meses que duró el experimento donde solo comía el batido adelgacé bastante. No era un cambio excesivamente drástico (como algunos pensaban) pero funcionaba. Me sentía más ligero, con menos sueño, más despierto y activo en general. Incluso mejoró mi humor. Cada vez que me entraba hambre iba al frigorífico y bebía mi comida para peces (así la bauticé por el olor que hacía a veces). Pero después de esos 2 meses de verano empecé a probar que pasaba si alternaba la comida real con los batidos. Así que por las mañanas desayunaba una tostada con cosas *sanas* dentro, a medio día tomaba batido y por noches cenaba un sándwich de pan integral con más cosas sanas dentro.
Y entonces dejó de funcionar.

---

[7] De hecho, ya hay competidores de Soylent por todo el mundo, algunos de ellos con comida real y algunos otros además con comida orgánica como Bertrand (http://bertrand.bio?utm=Nzk3), Ambronite y otros muchos que saldrán.

¿Por qué funcionaba la Comida Para Peces?

Resulta que mis batidos «Comida para Peces»[8] funcionaban porque no llevaban trigo y en consecuencia nada de gluten. En el momento que añadí la tostada y el sandwich para complementarlo se acabó el chollo.

Así que ahí tenéis el gran misterio, solamente debéis eliminar una cosa de vuestra dieta, una sola:

El trigo.

Quizás pienses que es una gran chorrada, puede que pienses que para eso no era necesario escribir un libro, pero te equivocas.

Si no lo has intentado nunca te diré que dejar el trigo es una de las cosas más complicadas que puedas hacer. Si eliges este camino estarás prácticamente solo contra el mundo. Y será muy duro al principio, porque a parte de que el trigo te *engancha*, sustituirlo es complicado.

Además de adelgazar, descubrí que mis dolores en las articulaciones y lo que todos los *médicos* decían que era un problema en la piel producido por el estrés era en realidad una advertencia de mi cuerpo hacia el gluten del trigo.

Al principio pensé que hablando de todo esto a la gente dejarían instantáneamente el trigo y todos serían felices.

Pero nada más lejos de eso.

Me volvieron a tachar de sectario, de loco y yo que se de que más.

---

[8] Fish Food (Comida Para Peces) fue el nombre que le di a mi versión de Soylent

El primer problema que descubrí es que la gente está enganchada al trigo. A la peña no le importa si el trigo les provoca o les provocará alzhéimer, artritis o psoriasis, o alergias, o incluso intestino irritable y Crohn. Hasta personas que dicen que se encuentran fatal y que harían «cualquier cosa» por sentirse bien, cuando le cuentas todo esto te dice: «¡Una mierda me voy a quitar yo mi pan, antes muerto!» (luego descubrí que muchos sí se interesaban por quitarse la barriga cervecera).

El segundo problema que hay que superar es la sustitución del trigo, cosa que descubrirás que es casi una odisea.
Muchos me decían que no tenían tiempo para investigar como sustituir los productos básicos por otros sin trigo.

Así que empecé este libro por todos. Para que pudieran salir de esa esclavitud que nos provoca incluso depresión y ansiedad.

Por eso te digo que va a ser todo un reto, (para unos más que otros) salir de ese mundo. Pero cuando te adaptes ya no querrás volver al mundo de Norman Borlaug.

Bienvenidos al mundo de Norman Borlaug

Más que cualquier otra persona, Borlaug demostró que la
naturaleza no es rival para el ingenio humano...
Wall Street Journal 2009

Todo empieza en los setenta. Una subida en los precios de los alimentos hace que las amas de casa estadounidenses salgan a la calle para manifestarse y poner en jaque a la administración Nixon. El gobierno ya tenía carta blanca para actuar. Uno de los principales padres de la revolución verde[9]: Norman Borlaug, doctor en patología vegetal y premio Nobel de la paz en 1970 consigue en 1960 multiplicar por diez las cosechas de trigo en la India.
¿Cómo lo hizo? Pues mediante modificación genética. Cogiendo semillas de trigo y modificando su ADN.

Esto fue un gesto muy bonito y se supone que se hizo para evitar la hambruna en los países poco desarrollados (a veces me cuesta diferenciarlos). De hecho, se envían esos productos modificados genéticamente a países en los que había habido alguna catástrofe. A parte de que me parece algo bastante maléfico porque esas personas están en una situación en la que no pueden rechazarlo, me suena todo a un gran experimento.

Este es el mundo creado por Norman Borlaug: un mundo de obesos, diabéticos, enfermos mentales, artríticos y otras plagas que nos hemos encontrado como «regalo» por ese

---

[9] La revolución verde no tiene nada que ver con ningún grupo ecologista sino todo lo contrario: es el comienzo del uso de forma masiva de agua, fertilizantes químicos, plaguicidas, monocultivos y modificación genética en Estados Unidos y que después se extendió a otros países.

experimento para contentar a las amas de casa americanas. Cuando ves los mapas de obesidad mundial, de diabetes tipo 2 y de otras enfermedades variadas notarás que a partir de los últimos 50 años se ha disparado la obesidad y la diabetes. Desde 1980 la obesidad se a duplicado en el mundo. Y no lo digo yo, lo dice una estadística de la Organización Mundial de la Salud (OMS)[10]. Y también dice que cada año mueren en el mundo 2,6 millou de personas por sobrepeso. Según un informe de la OMS, en 2010 había 42 millones de niños con sobrepeso en todo el mundo, de los que cerca de 35 millones viven en países en *desarrollo*.

En España hace algunos años ya había niños que cuando veían un naranjo preguntaban por qué ponían las naranjas en el árbol pero ahora ya hay sitios en Estados Unidos donde los niños nunca han visto una naranja, esto se conoce como desiertos alimentarios[11]. Se produce porque el gobierno da subvenciones a los agricultores para que planten ciertos productos por lo que en algunos sitios sale más barato consumir comida basura industrial que frutas o verduras frescas, por ejemplo. Así que las tiendas de las zonas de barrios con pocos recursos dejan de vender productos frescos porque nadie puede comprarlos.

El resultado son supermercados llenos de pseudo comida barata ya lista para consumir, con falta de nutrientes y con un exceso de harina, azúcar y conservantes que hacen que la caducidad de estos productos sea incluso de años. Y por otra parte, tenemos lo mismo cuando salimos a comer fuera. Comida rápida en casa y en la calle.

La consecuencia es que nos pasamos la vida intentando bajar de peso, haciendo dietas, machacándonos en el *gim* y

---

[10] Aunque luego veremos que en ciertas cosas, estos señores no son muy de fiar.

[11] http://www.foodispower.org/es/desiertos-alimentarios/

sintiéndonos culpables. La gente no sabe por qué engorda tanto, pero les preocupa. Las conversaciones sobre el tema son diarias. Los gobiernos, mientras tanto, hacen que vayamos dando palos de ciego y nos animan a comer trigo integral todos los días en grandes cantidades para que estemos «sanos».

¿Pero, por qué tenemos hambre, y qué hace que dejemos de tenerla?

El proceso de la alimentación para dummies

[12]Entender como se alimenta un coche es sencillo. Conducimos cada día por la ciudad. Cuando nos queda poca gasolina se enciende una luz y paramos a echar gasolina. Y así todo el tiempo.

Como nos alimentamos nosotros es algo parecido. Nos levantamos, andamos, trabajamos (gastamos energía) y cuando nos entra hambre comemos, dormimos (reponemos energía) y así todo el tiempo.

¿Cómo nos entra hambre?

Antes, se creía que nuestra grasa era una simple reserva de energía sin ninguna otra función. Ahora, se ha descubierto que la grasa hace muchas más cosas. Una de las cosas que hace es fabricar una sustancia mensajera llamada LEPTINA. La grasa fabrica leptina mientras estamos llenos y ésta viaja por la sangre hasta llegar al cerebro para indicarle que no active la señal de hambre y que no debemos acumular más grasa sino quemarla. Cuando falta el alimento y la grasa se «encoge» deja de fabricar leptina. Entonces, el cerebro detecta que hay falta de leptina y da la señal de hambre. Comemos, y cuando el alimento llega al estómago, este trocea la comida y la pasa al intestino. El intestino absorbe las partes de la comida que nos interesa: vitaminas, minerales, trozos de proteínas[13] y desecha la fibra y otras cosas que no somos capaces de digerir pero que son esenciales para nosotros.

---

[12] Sintiéndolo mucho aquí voy a tener que usar un par de las palabritas de las que tanto huyo. Prometo no poner muchas más.

[13] Aminoácidos.

El intestino, tiene una especie de colador por el que esos alimentos pasan a la sangre (los que nos interesan).

La grasa absorbe esos nutrientes de la sangre y vuelve a «hincharse», entonces empieza a fabricar otra vez leptina. Así comienza de nuevo el proceso. Simple ¿No?

Pues no funciona.

¿Pero por qué no funciona?

Primero recordemos que, a diferencia de los animales salvajes, no sabíamos cuando teníamos que parar de comer. Esto es un poco raro porque parece que tenemos a ese mensajera leptina que soluciona ese problema. Además cuanta más grasa se tenga más leptina se supone que fabricamos y antes nos tenemos que llenar.

¿Pero, entonces, qué pasa?

Conoce a la compi de la leptina: la insulina

Una de las cosas que el intestino envía a la sangre durante la digestión es la glucosa[14]. La glucosa, que es el alimento de nuestra células, llega a la sangre pero es incapaz de «entrar» en ellas para «alimentarla» porque necesita una llave llamada INSULINA. La insulina la fabrica el páncreas y la envía a la sangre para encontrarse con la glucosa. Sin insulina la glucosa no sabe a dónde ir y se queda dando vueltas por el cuerpo. Cuanta más glucosa, más insulina fabricamos. Pero si hay demasiada, el páncreas puede llegar a dejar de fabricar insulina o a no poder fabricar tanta y entonces seremos diabéticos porque se quedará demasiada glucosa en la sangre. Otras veces, las células tampoco entienden a la insulina y pasa lo mismo (esto se conoce como resistencia a la insulina). ¿Y hacia donde va esa glucosa que sobra? Pues sí, directamente a nuestra grasa.

---

[14] Lo que nos miden para saber si tenemos el azúcar alta.

Las dos amigas

Pues cuando dejas de entender a la insulina parece que también dejas de entender a la leptina. Como ya no entiendes a la leptina, ya no sabes cuando estás lleno. Ahí tienes el quid de la cuestión. Lo interesante es que si vuelves a llevarte bien con la insulina recuperas a la leptina y volverás a sentir cuando estás realmente saciado y cuando tienes hambre de verdad.

¿Y por qué dejas de entender a la insulina? Vamos a verlo en los siguientes capítulos.

¿Por qué acumulo grasa abdominal?

La grasa abdominal no solo crea la sustancia que nos dice cuando tenemos hambre o no (leptina), también se han descubierto un montón de sustancias más que genera la grasa, como el estrógeno (en los hombres, hace aparecer un pecho femenino y en las mujeres aumenta la probabilidad de sufrir cáncer de pecho) y otras que producen inflamación como la lectina. Por eso se empieza a considerar a la grasa como un órgano más.

Olvídate de alimentos quema grasas, cremas que «mágicamente» absorben la grasa abdominal, ejercicios localizados y demás patrañas. La grasa del abdomen está asociada a la subida hasta las nubes de la insulina (la llave de la glucosa). ¿Y como sube la insulina? Pues subiendo los niveles de azúcar[15] en la sangre.¿Y cómo se suben los niveles de azúcar en la sangre? Pues tomando alimentos que tienen un índice glucémico muy alto

Vaya, otra palabreja nueva. Paremos un momento en lo de alimentos con índice glucémico alto. Por si no lo sabías, el índice glucémico nos dice en cuanto más sube nuestro azúcar en sangre dos horas después de ingerir ese alimento.
En definitiva, cuanto más alto el índice glucémico más nos sube el azúcar. Por ejemplo, si nos medimos el azúcar en sangre en ayunas, los niveles normales deberían estar entre 70-100[16] y después de consumir un alimento con índice glucémico se suma el número. Así, a groso modo, resulta que si nos comemos 100 gramos de plátano con un IG (índice

---

[15] En realidad es glucosa.

[16] Con prediabetes tu nivel estará entre 100 y 125 y con diabetes por encima de 125.

glucémico) de 45 y teníamos en ayunas 80 de azúcar en sangre, pasaremos a tener 125 (45+80) cuando pasen dos horas. El valor máximo no debería superar los 140. Si en vez de un plátano, nos comemos 100 gramos de tostadas de trigo integral, el nivel de glucosa llegará a 152 y ahí empieza tu barriga a crecer[17]. Así que lo que decía aquel anuncio de: «esta no es mi barriga» es cierto, pero la solución no es, precisamente, una pastilla para los gases.

Todo el mundo sabe o cree saber que alimentos *suben el azúcar*. Si vas de visita al médico, te dirá que dejes de comer, sobre todo, azúcar (curiosamente suelen prohibir también el melón y los dátiles), pero nadie te advierte de que el azúcar tiene un índice glucémico de 59 y de que el pan integral (el pan *bueno*) tiene un IG de 72[18]. Así que ya empezamos mal. Entonces ya sabemos por qué desayunar la tostada integral, los cereales «fitness» o las magdalenas integrales sin azúcar no es tan sano como te intentan hacer ver.

Cuando dejes el trigo comenzará a adelgazar tu barriga cervecera. Mi mujer nunca creyó que pudiera ser tan sencillo. Pero lo es. Además tus niveles de glucosa en la sangre bajarán y entonces no tendrás que fabricar tanta insulina y ¿recuerdas quien era la amiga de la insulina? Sí, la leptina. Y si te llevas bien con la leptina te será mucho más fácil parar de comer porque te dará la señal de que estás lleno.

---

[17] Aquí hay una guía muy buena sobre el índice glucémico: http://www.montignac.com/es/buscar-el-indice-glicemico-ig-de-un-alimento/

[18] El más alto, de momento, parece el jarabe de maíz con un 110-115. Ahora se está usando mucho más que el azúcar, gracias a las subvenciones al maíz de ciertos gobiernos. Le siguen las féculas y almidones modificados y la glucosa con 100. Estos suelen aparecer en los alimentos especiales para celíacos.

¿Por qué no puedo parar de comer?

¿Alguna vez has tomado drogas? Hablo, sobre todo, de drogas *legales* como la nicotina, cafeína, chocolate[19], alcohol, codeína y demás. Estas sustancias se meten en tu cuerpo y luego se hace muy complicado dejarlas. Si has probado algunas de estas drogas puede que te cueste dejar de consumirlas (depende mucho de cada persona). Si no has probado ninguna pero haces ejercicio o practicas sexo (solo o en compañía) tu cuerpo produce también drogas parecidas: ENDORFINAS.

También hay otras que las producen algunos alimentos como el queso[20] y el gluten (en caso del gluten son mucho más potentes que las del queso) y se llaman EXORFINAS. De estas últimas no se habla tanto como de las endorfinas. Yo empecé a tomarlas igual que tú: desde que era un bebé.

---

[19] Te dejo este extracto de internet:
La adicción al chocolate y el azúcar está científicamente probada. Los dulces potencian la liberación de encefalina, una sustancia química natural que genera en el cerebro una sensación de placer similar a la de algunas sustancias estupefacientes, como el opio o la morfina, y que produce en el organismo una necesidad adictiva. Estas son las principales conclusiones de un estudio elaborado por investigadores de la Universidad de Michigan y publicado recientemente por la revista Current Biology.
http://www.elconfidencial.com/alma-corazon-vida/2012-09-26/el-chocolate-causa-un-efecto-cerebral-similar-al-de-drogas-como-la-morfina_502748/

[20] Si, el queso puede ser una adicción por las Casomorfinas de la leche, si no me creen, pregunten a mi mujer que es una yonki del queso.

El bebé vago

Mi madre siempre me decía que yo, ya de pequeño, era vago. Por consejos de otras madres «expertas» se le ocurrió alternar el pecho con biberones. Entonces ya no quise nunca más leche materna y como no sabía hablar, se lo aclaraba muy educadamente arañándola para que me diera el biberón. Ahora por fin ya se que no era por pereza sino por vicio. El azúcar, la harina y la leche del Pelargon[21] son un peso pesado de las drogas en la alimentación. El trigo gana por goleada a la insulsa leche materna. Algunos estudios dicen demostrar que el azúcar refinado es más adictivo que la cocaína (o por lo menos para el 94% de las ratas) y otros dicen que el trigo y la leche de vaca contiene componentes opiáceos parecidos a la heroína. A todo esto le añades unos receptores opioides inmensos como los míos y ya tienes un adicto en potencia. Así que cualquiera elige la leche materna.

Pero aunque parezca que las exorfinas son malas, no lo son. Precisamente, las primeras exorfinas que tomamos son las de la leche materna. Estas exorfinas, que sí están hechas *a medida* para nosotros, son las que hacen que el bebé se haga *adicto* al pecho de la madre. También hacen que el niño se tranquilice y que se duerma más rápido. Esa sustancia tiene un efecto en el intestino curioso. Recuerda que el intestino es como un colador por donde pasan los alimentos deshechos. Normalmente, ese colador no deja entrar sustancias grandes que son perjudiciales para nosotros, pero como la leche materna no tienen ninguna sustancia que pueda ser mala para nosotros, las exorfinas hacen que el colador se ensanche

---

[21] En 1944, Nestlé comenzó a vender PELARGON en España, sus componentes: Leche de vaca en polvo, con harina y azúcares añadidos (tal como reza en la etiqueta).
https://www.agustoconlavida.es/marcas-nestle/nestle-leches-infantiles/historia/1279.
Ahora las leches preparadas son dignas de estar en las estanterías de las tiendas de batidos para culturistas. Párate un día a leerlas y verás que divertidas.

y aproveche todo. Pero claro, nosotros llegamos con nuestra gran inteligencia y hacemos papillas que llevan leche de vaca (que también tienen las exorfinas) y trigo (que llevan unas exorfinas mucho más adictivas) y entonces se produce la catástrofe: el colador del intestino se abre y pasan sustancias perjudiciales para el cuerpo y encima te haces adicto a los biberones.

Esta es una de las razones por la que no puedes parar de comer, y que incluso acabando un bocadillo o una pizza siempre te quepa un poco más[22].

En el momento que dejas el trigo, comienzas a parar de comer «a tiempo». Algunos experimentos demuestran como, sin darte cuenta, al quitarte del trigo reduces tu ingesta de calorías hasta en 400 menos al día (y eso es una barbaridad). Esto se puede deber también a una sustancia (amilopectina A) que contiene el trigo y que estimula el apetito.

---

[22] Nuestro cerebro superior es un listillo y cuando le interesa algo hace que lo percibas de forma diferente. Por ejemplo: cuando fumas (y entiendo bastante porque he fumado muchos años) sientes que el sabor del humo del tabaco no está nada mal, pero es porque le interesa la nicotina. Una vez que dejas de fumar, si vuelves a ello (y entiendo bastante porque he vuelto muchas veces) lo primero que notas es que el sabor es repugnante, pero poco a poco, como hay algo que le interesa, lo va mejorando. Pasa lo mismo con la cerveza, el café y, por supuesto, el trigo. Realmente el pan no está tan rico, son las exorfinas que le gustan a tu cerebro superior y que distorsiona el sabor para conseguirla.

¿Por qué me entra sueño cuando como?

Mi abuelo, de vez en cuando, sentía necesario reunir a toda la familia para tener una charla en la sobremesa. Así que cuando terminábamos de comer no dejaba que saliéramos corriendo a jugar para tener esa reunión familiar unificadora. Entonces le pedía a su mujer que hiciera café, pero cuando ella volvía con la cafetera hecha era tarde porque el abuelo estaba ya roncando sentado en su taburete. Entonces, silenciosamente nos íbamos de casa y lo dejábamos en su «sueño familiar».

Esta escena es real y suele pasar en muchas familias. Después de comer, cuando ya era adulto, me entraba un sueño bestial que era incapaz de soportar. Todo el mundo lo considera normal. Pero ¿y si no lo fuera? Puede que volvamos a considerar normal algo que simplemente es cotidiano. ¿Y si simplemente con los años nuestro intestino está más inflamado y nuestro páncreas más agotado y por eso cada vez nos produce más sueño comer?

Estas pueden ser las respuestas a por qué los niños no son tan amantes de la siesta como los adultos. Y no es que la siesta sea mala, lo que es malo es ese sueño cercano al coma que te entra.

Entrando en coma

La verdadera razón del sueño que aparece después de comer es el exceso de glucosa en la sangre. Recuerda que el páncreas, a veces, ya no puede más con tanta glucosa y entonces esa glucosa envía una señal al cerebro[23] que

---

[23] Esos niveles desactivan células que normalmente fabrican sustancias que nos mantienen despiertos y alerta como las orexinas.
http://recuerdosdepandora.com/ciencia/biologia/por-que-tenemos-sueno-despues-de-comer/

provoca en el cuerpo un aletargamiento que, incluso, puede llegar a un coma real (coma diabético).

Cuando dejas el trigo, tu sensación de sueño después de comer será mucho menos exagerada y podrás seguir haciendo tus tareas sin problema (aunque una siesta o un descanso de media hora siempre viene fenomenal). Lo preocupante no es que te entre sueño sino la sensación de que tienes que dormir de manera «urgente» o de quedarte dormido sin darte cuenta en cualquier sitio.

Siempre cansado

A parte de sentirme culpable por todo lo que os he contado, una gran parte de mi vida me la he pasado sintiéndome culpable por estar siempre cansado. Esto me hacía sentir que era un vago. Pero es que os juro que me pesaba todo el cuerpo. Es la sensación de que no tienes energía para nada, como si hubiera terminado de jugar un largo partido de fútbol todo el rato. Así que evitaba cualquier esfuerzo físico. Esta parte también ha desaparecido de mi vida.
Lo he vuelto a sentir alguna vez que he comido trigo por error y es tan desagradable que me da mucha fuerza para no volver nunca más a consumir.

¿Por qué me apetece constantemente azúcar o chocolate?

Cuando era niño, mi madre nos pelaba las granadas y le echaba leche condensada para que nos la comiéramos porque no nos gustaban al natural. Ahora, esa combinación, me parece empalagosa; pero claro, mi apetito por el azúcar ha bajado de 100 a 1.

Primero: recordemos que el trigo sube mucho la glucosa en sangre así que cuando baja te hace buscar cosas dulces cada dos horas porque el nivel de glucosa sube y baja demasiado bruscamente. A esto se le conoce como la montaña rusa de la insulina.

Segundo: el trigo te distorsiona el gusto por lo dulce. Cuando lo quitas de la dieta recuperas un sabor por el dulce más «real». Cosas que antes te parecían dulces serán empalagosas y otras que te parecían bastante sosas te sabrán mucho mejor.

Chocolate y ansiedad

Una de las cosas que más echarás de menos son los pasteles de chocolate. Ya combinado, el trigo, el azúcar y el chocolate son una trampa mortal para nuestro cuerpo. A todo lo que hemos hablado antes se le añade el triptófano y el magnesio del chocolate que actúan como un antidepresivo. Por eso la tarta de chocolate es uno de los productos más apetecible. Lógicamente, esta misma tarta que nos alivia provocará más tarde un efecto horrible en nuestro intestino que nos llevará a una pescadilla que se muerde la cola.

En la lucha contra el trigo, podrías consumir un chocolate en tableta con un mínimo de 80% de cacao. Este producto alivia enormemente la ansiedad y no es tan perjudicial como la tarta.

No se que me apetece

Es una de las sensaciones que más me han agobiado siempre: la sensación de que te apetece comer algo pero no sabes lo qué es. Te lleva a todo tipo de carbohidratos horribles como las patatas fritas (alimento favorito número uno), pizzas y pasteles de forma compulsiva. Es otra de las sensaciones que suele disminuir notablemente cuando abandonas el consumo de trigo, porque como no puedes parar de comer, te pasas el día picoteando de aquí y de allí pero sin saciarte realmente. Suma esto a que tu intestino no está absorbiendo todos los nutrientes (porque si está inflamado su capacidad para absorber esos nutrientes se reduce muchísimo) y manda señales constantemente a tu cerebro de que faltan nutrientes y tendrás la gran espiral de la obesidad.

Solo si recompones tu intestino para absorber bien los nutrientes, abandonas las exorfinas y bajas tu glucosa (que bajará tu insulina y tu resistencia a la leptina) esa espiral se detendrá.

Resumiendo

Ya conocemos los principios básicos de la creación de la barriga cervecera. Que en este caso, como dice Williams Davis, hemos descubierto que es la «barriga de trigo». Y es el trigo, ese alimento que todas las organizaciones expertas en salud del mundo recomienda, justo el que está acabando con la salud del mundo.

Un mes que es toda una vida

Prueba un mes.
No tienes gran cosa que perder.
Realmente si piensas que en ese mes de prueba no ha sucedido gran cosa en tu cuerpo, si no lo notas, puede que no te haga falta dejar el trigo.
En un mes se nota una menor hinchazón en tu tripa.
Casi al instante se nota también menos irritación en tu intestino.
A los 3 meses se notan muchos otros beneficios.
A los 6 meses serás una persona totalmente nueva.
Pero recuerda que esto es de por vida. No es como la semana de la piña o el mes de la alcachofa. ¡Esto es real y es para siempre!
El tiempo de recuperación dependerá de lo dañado que esté tu intestino y tu cuerpo en general (en casos muy avanzados puede que la recuperación ya sea imposible).
Y si la idea te ronda la cabeza pero sientes que no puedes dejarlo, pregúntate si no es un poco raro que te sientas como un fumador o un alcohólico. Es entonces el trigo un alimento más… ¿O resulta que no?

Y ahora, llega el momento de saber qué tiene el trigo para ser uno de nuestro mayores enemigos.

Conoce a tu enemigo

Conoce a tu enemigo y conócete a ti mismo y en cien batallas, nunca saldrás derrotado.

Sun Tzu
El arte de la guerra

Cada día veo más y más tiendas de trigo. Panaderías y cafeterías por todas partes que atraen con sus escaparates de azúcar y gluten al inocente transeúnte. Nos lo ponen muy difícil. Es muy, muy complicado desayunar en cualquier cafetería o pastelería sin rozar el gluten. ¿Pero por qué tanta panaderías/pastelerías? Fácil: los márgenes de vender un cereal barato como el trigo, procesado en un producto industrial caro como el pan son altísimos y si, además, el producto crea más dependencia que la cocaína y encima no es solo legal sino que los gobiernos aconsejan su consumo ¿donde estamos? Sí, estamos en el paraíso de las ventas.

En consecuencia, tenemos una población adicta al trigo y al azúcar del que solo hay diagnosticados un 2% de celíacos en los países desarrollados.

Puedes pensar que a ti eso no te afecta. Eso pensaba yo también, pero ser celíaco es solo una de las formas en las que te afecta el gluten.

En general todos los procesos han cambiado y «mejorado» el trigo y este cambio radical ha ido en deterioro del producto, aunque lo peor fue cuando se modificó genéticamente.

Después de 10.000 años nuestro cuerpo ya debería haberse acostumbrado a comer el pan, pero no lo ha hecho. ¿No es extraño?

Conociendo a Mendel

Gregor Mendel, un monje agustino austriaco, descubrió la genética en 1866 y se dio cuenta mediante guisantes de como cruzando unos con otros se podían conseguir la variedades que se quisiera y mejorar esos guisantes (híbridos). Describió las leyes por las que los genes se van heredando. Por ejemplo: si tus padres tienen los dos los ojos marrones pero algún abuelo tenía los ojos azules tus hijos tienen una posibilidad entre cuatro (25%) de tenerlos azules.

Hasta ahí estupendo, porque mezclamos unas plantas con otras, pero, si luego cruzamos bacterias con maíz ya no es tan estupendo y es poco natural. ¿Y qué me dices de mezclar fresas con peces?[24] Y si te dijera que, además, para que al mezclar estas cosas no haya un rechazo, se usa un trozo de virus en el 99% de los transgénicos[25].

Aún no sabemos todos los efectos que causan los alimentos transgénicos pero ya sabemos uno que puede ser mortal: El trigo moderno.

---

[24] Con los genes de peces que viven en las profundidades del Ártico se consiguen que las fresas resistan al frío. De lo más natural del mundo.

[25] El virus del mosaico de la coliflor(CaMV) que es usado como «promotor» en el 99% de los transgénicos.

Breve historia del trigo moderno

El trigo ha evolucionado de dos formas: la primera es por medio de la naturaleza y la segunda (la problemática) es cuando lo modifica la mano del hombre. Recordemos al señor Borlaug con su afán de salvar el mundo de manera altruista (aunque patrocinado por la fundación Rockefeller, nombre que no debería nunca estar cerca de la palabra altruismo[26]). Además, curiosamente, la mayoría de semillas modificadas genéticamente necesitan un abono y un insecticida *especial* que «casualmente» solo vende la empresa que los modificó[27]. Y para rizar aun más el rizo, las semillas que plantas solo valen una vez, ósea que no puedes recoger esas semillas para plantarlas de nuevo porque está prohibido bajo multa, tienes que comprarlas de nuevo al que las fabricó. Es una locura. Y adivina quien permite y contribuye a todo esto: pues algunos de nuestros queridos Gobiernos.

---

[26] BALTIMORE, 6 de abril de 2015 /PRNewswire/ -- Más de 750 víctimas han demandado a la Fundación Rockefeller, Johns Hopkins Hospital, [...] y Johns Hopkins Health System Corporation, alegando que fueron ellos quienes impulsaron experimentos humanos en donde se engañó y expuso intencionalmente a sífilis, gonorrea y otras enfermedades venéreas y patógenas, sin consentimiento informado a poblaciones guatemaltecas vulnerables.
Los experimentos se hicieron en niños escolares, huérfanos, pacientes de hospitales psiquiátricos, presos y conscriptos militares.

[27] Aquí me refiero a Monsanto, todas sus semillas modificadas genéticamente y su herbicida RounUp. Podéis echar un vistazo al película: El mundo según Monsanto.

¿Y cómo era el trigo antes de encoger?

El trigo Einkorn, que crecía de manera salvaje hace 10.000 años en Mesopotamia y las cuencas del Tigris y el Eufrates en Oriente Medio era la forma primitiva de trigo. Al masticarlo ya estaba prácticamente digerido porque el gluten que contiene es muy muy débil.

Le sigue el trigo Emmer, que es también un trigo muy antiguo y parece que predecesor del trigo duro. Era un trigo que se cultivaba en climas cálidos. Hoy en día se sigue cultivando en algunas zonas de Italia donde se le conoce como farro y se utiliza para estofados o guisos con el grano entero.

Un trigo muy cercano al anterior y también predecesor del trigo duro era el Kamut. Hoy en día aun se comercializa a nivel ecológico. Entre los trigos *buenos* para hacer pan y también muy antiguos tenemos el trigo de Espelta. Puede llegar a tener un 17% de proteína y además es buena para hacer pan, dando unas piezas muy ricas (siempre mejor en la versión integral).

Por último, el trigo duro (Durum), del que derivan las variedades que conocemos y es el más importante, el más cultivado a lo largo de la historia, incluso antes de los romanos. Actualmente se usa para hacer pasta, pero se ha utilizado para pan y otras preparaciones, de hecho para casi todas las preparaciones ya que no existía la patata o similares que han dado de comer y alimentado a la gente en hambrunas. Realmente, gracias al trigo hemos sobrevivido durante muchos años; pero ahora, ese trigo nos está matando.

Si tienes suerte[28], puede que algunas de las variedades antiguas de trigo no te afecten tanto como la del trigo enano

---

[28] Y no la tendrás si haces caso al Doctor David Perlmuter, quien asegura que el ser humano no debe de comer ningún cereal. Pero yo digo que cada persona es un mundo y le afecta el gluten de forma diferente.

y puedas seguir disfrutando (si te lo puedes permitir, claro) de un bocadillo de Espelta o Kamut ecológico.

Pero cuidado. Si compras pan de Kamut, Espelta o Centeno, asegúrate de que no está compuesto principalmente por Trigo actual, porque te lo venderán como pan de centeno pero en realidad es de Trigo moderno. Por ejemplo, el pan de centeno de verdad se asemeja más a una piedra que al pan que comemos[29].

Es sencillo reconocer el trigo moderno, simplemente pone en la etiqueta: «harina de trigo».

A partir de ahora tienes que leer los ingredientes de lo que compras como si fueras a firmar un contrato de por vida con tu intestino.

No es solo la planta

Cuando el trigo se molía en las ruedas de molino la harina no era tan blanca. La piedra separaba el salvado del grano pero no separaba el germen y lo aplastaba. Esto «manchaba» la harina con los aceites de ese germen que es donde se encuentran los mejores nutrientes del grano. A la gente no le gustaba ni el color amarillento ni el olor a rancio así que con los nuevos métodos este germen se elimina, pero precisamente también se elimina todo lo que aporta: muchas proteínas, ácido fólico, vitaminas del grupo B, carotenos y omega-3. Ese machacado del cereal también ayudaba a que la harina fuera más digerible.

Además, para hacer que el pan sea más esponjoso se le añade gluten extra.

Y luego, la manía de blanquearlo todo: el pan, el papel, los dientes… El proceso de aceleración del blanqueo de la harina usando óxido de cloro y rectificando el PH de nuevo

---

[29] En las tiendas de dietética y algunas panaderías tradicionales puedes encontrar pan de centeno auténtico.

con productos químicos que vuelvan a hacer el producto comestible es algo digno de otro premio Nobel [30].

De verdad, este trigo no es con el que mi abuela hacía el pan. El pan de «antes», duraba varios días sin ponerse como una piedra o como un chicle. Es cierto que no estaba tan blanco y que la textura era más gomosa, pero sí que era un gran alimento. Este trigo enano es el veneno con el que las grandes y pequeñas compañías hacen negocio.

---

[30] Aquí hay opiniones para todos los gustos. Parece ser que los blanqueantes como el E-925, E-926 y E-927 está permitido en USA pero prohibido por la Unión Europea hace años. De todas formas, yo no me fío un pelo ya de nadie. Si puedes, intenta comprar siempre productos sin blanquear, porque lo único que se consigue es que el producto sea más bonito pero pierde casi todas las propiedades fundamentales y añade productos químicos innecesarios.

¿Pero qué es el gluten?

El gluten en una proteína.
¿Y qué es una proteína?
Pues si cogieras un filete y lo pudieras dividir en trozos muy muy pequeños, obtendrías proteínas. Y si pudieras dividir esas proteína en trozos aún más pequeños tendrías aminoácidos.

Osea que los aminoácidos serían como los ladrillos que forman las proteínas; las proteínas serían como las paredes que cuando se juntan vuelven a formar la carne que sería la casa formada con esas paredes.

¿Para que sirven las proteínas?

Pues nosotros cogemos los trozos de las proteínas o aminoácidos (¿te suenas los anuncios de aminoácidos esenciales?), los absorbemos por el intestino y llegan hasta la sangre. Después el cuerpo con esos aminoácidos fabrica proteína y con ellas repara trozos del cuerpo que necesita: músculos, piel, uñas…

¿Por qué no es bueno el gluten?

La palabra gluten deriva del latín y significa «pegamento» y tiene la propiedad de mantener unida la masa del pan. En los trigos antiguos, las proteínas del gluten eran mucho más pequeñas que en las del trigo moderno, por lo que se podían deshacer mucho más fácilmente. A esto, le añadimos que antes, al usar los molinos para hacer harina, las piedras «rompían» el gluten y aun hacía más fácil digerirlo. Ahora se corta con unas súper cuchillas que hemos inventado, lo que deja el gluten más «entero». Además, el pan ya no se suele hacer con masa madre sino con levadura química. Esta masa madre también deshacía un poco más el gluten con las bacterias que lleva. Total, que poco a poco, entre la genética, la ausencia de molinos, la levadura química y añadir gluten extra a la harina hemos conseguido un súper gluten, y con esto nuestro pan es muchísimo más esponjoso (aunque nada nutritivo). ¡Qué listos somos, podríamos pensar! Pero... volvamos al ejemplo de la casa.

Imagina que creamos un súper cemento para hacer paredes. Ahora compras una pared hecha con ese súper cemento y la quieres desmontar para hacerte tu propia pared con ella. Pero claro, el súper cemento es complicado de romper. Entonces, en lugar de sacar ladrillos, sacas trozos enteros de esa pared. Ya vamos mal porque no podemos hacer lo mismo que si sacamos ladrillos. Pues igual pasa con el gluten: al no poder dividirla en los ladrillos, se dejan como pequeños trozos de pared. Esto hace que se inflame el intestino y muchas veces provoque diarrea y abra el colador del que hemos hablado antes. Estos trozos pasan a la sangre y como nuestro cuerpo no los reconoce porque esperan ladrillos y no trozos enteros de pared, se defiende activando el sistema inmunológico.

Algunos de esos trozos de proteínas se parecen, por ejemplo, a las proteínas que tiene la bacteria de la tosferina. Lógicamente, el cuerpo piensa que es tosferina e intenta acabar con ella y sacarla de la sangre como si fuera una enfermedad. Así que se prepara para combatirla y por eso enfermamos. Pero si no paramos de consumir ese súper gluten, el cuerpo ya se *acostumbra* a ese trozo y no se protege al verla diariamente en la sangre. Entonces, cuando realmente llega la bacteria de la tosferina real, la deja en paz y reacciona demasiado tarde.
Esto es solo un ejemplo, porque hay muchas otras combinaciones que se mandan a la sangre. Esos trozos pueden llegar a tus extremidades causando artritis, a tu cerebro provocando demencia y alzhéimer, o incluso atacar a tu tiroides.

Todo esto, se conoce como enfermedades autoinmunes, y los médicos, en su extraña «ignorancia» del verdadero problema, lo único que hacen es recetar medicamentos para aliviar los síntomas que, por lo general, tienen unos efectos secundarios peores. Y mientras nosotros, cada día, seguimos envenenándonos por otro lado. Pero de esto ya hablaremos más adelante.

¿Practicas tenis o ping-pong?

Es interesante saber que si extendieras en el suelo un intestino sano, podrías cubrir una pista de tenis, sin embargo, un intestino irritado no llegaría ni a una mesa de ping-pong.

Si tenemos en cuenta que los alimentos van recorriendo el intestino y siendo absorbidos poco a poco mientras lo hacen, podemos pensar que el tamaño esta vez sí que importa. El efecto que suele tener esta inflamación es una falta de nutrientes, vitaminas y minerales. Si a esto le unimos que el 70-80% de nuestras defensas están en nuestro intestino[31] tendremos un sistema inmunitario deficitario con el que será mucho más fácil que enfermemos.

---

[31] Lamentablemente otro porcentaje alto está en la piel, la cual nos empeñamos en castigar diariamente con jabones y desodorantes.

La pirámide infernal

Si observas algún paquete de pan de molde podrás ver el dibujo de una pirámide con los grupos de alimentos dibujados en ella.

Se supone que cuanto más abajo está un alimento más se debe consumir y menos cuanto más arriba.

Ahora ya se piensan que han arreglado el problema poniendo abajo que bebamos agua y hagamos ejercicio. Supongo que se deben creer que somos tontos, pero puede que los tontos sean ellos y no hayan descubierto aún para que sirve la sed. De todas formas, la siguen fastidiando porque han añadido que tenemos que beber 6 vasos de agua al día. También han dibujado una pareja corriendo; seguro que la pareja corre para huir de esa pirámide porque es infernal y solo trae malestar y enfermedades.

Luego, en el siguiente nivel (una vez superado el penoso nivel uno) El gobierno aconseja los cereales (toma ya). Se recomiendan un montón de raciones de cereales (mejor integrales, dicen). Ya te digo que la diferencia entre cereales integrales y no integrales es prácticamente insignificante (un puñado de salvado más y punto).

Primero, recordar que la normativa en cuanto a la composición de los alimentos es que deben ir en orden descendente conforme mayor a menor cantidad. Así que si compras, por ejemplo, barritas de pescado y en los ingredientes pone: Pescado, fécula de maíz, etc. lleva en principio más pescado que si pone: Fécula de maíz, pescado, etc. porque se supone que lleva más pescado si va al principio de los ingredientes.

Si ahora te fijas en la composición del pan integral de avena, por ejemplo, suele ser la siguiente: harina de trigo, salvado, avena, etc… Es complicado ver algún pan de harina de trigo integral 100%, y aunque fuera así tampoco vale. Así que olvídate de ese pan, además de olvidarte del pan de centeno, avena y demás porque si miras sus ingredientes verás el trigo por todas partes. Hay excepciones, pero asegúrate de que no viene la palabra **trigo**.

Más arriba de los cereales, están pintadas en la pirámide las frutas y verduras junto con el aceite de oliva. Luego las carnes, pescados, lácteos y huevos y por último los dulces industriales y grasas vegetales como la mantequilla o margarina.

¿No parece un poco hipócrita poner bollería industrial en esa pirámide? ¿Por qué no ponen un peldaño más con un paquete de cigarrillos? Pues si, es penoso, pero si no lo hacen, los señores fabricantes de la bollería saltarían al cuello. Si no lo crees, mira que pasó cuando la OMS dijo que comer carne procesada como salchichas y hamburguesas era cancerígeno; suavizaron rápidamente la noticia cuando les atacaron los productores de carne. Es imposible que hablen claro porque hay muchísimos intereses económicos en juego. El caso es que esa pirámide no es algo bueno, y lo saben.

Sabiendo que el pan integral engorda más que el azúcar es un poco raro que esté en la base alimenticia de muchas naciones, pero a ver quien es el guapo que lo cambia ahora y dice que ha sido una de las cagadas más grandes de los *expertos* de la salud (junto con el aceite de oliva es malo y ahora bueno, el pescado azul es malo y ahora bueno y todas las grandes cagadas de estos señores que se llevan un buen dinero por decirlas).

Los alimentos donde se suele imprimir la pirámide alimenticia normalmente se dividen en dos:

· Aperitivos llenos de grasas hidrogenadas o trans donde te dicen que hagas vida sana y una dieta equilibrada (la de la pirámide, por supuesto).

- Alimentos con trigo que *presumen* de estar en la base de la pirámide, para que lo veas bien y no se te olvide consumirlos.

A los niños, se les enseña desde pequeños esta pirámide mortífera. Incluso se la dan en el colegio para que la coloreen y se la aprendan de memoria.
Nos bombardean con esta información… y da resultado.
Todo el mundo se lo creé. La trampa de los cereales integrales sanos funciona. Pero lo que no funciona es para las personas que cada día están más gordas y enfermas.

En resumen: Cualquier alimento que ponga alguna frase para que hagas una dieta saludable y ejercicio es lo mismo que una cajetilla de tabaco donde dice que el tabaco es malo. A ver si encuentras alguna de esas pirámides alimenticias impresas en una manzana (y cuando la encuentres, empieza a temblar).

¿Eres más tonto que un saltamontes?

Por si no lo sabías, Monsanto, que es otro de los encargados de joder la alimentación a nivel mundial, es el Frankenstein de las plantas. Fabrica variedades de plantas resistentes a las plagas.

Un saltamontes ya no va a un campo de trigo y lo devora; el saltamontes evita el trigo. Entonces, si el saltamontes no quiere la planta… ¿es algo bueno?

Normalmente, si un insecto no se come algo, es que no es muy adecuado para el ser humano. ¿Y cómo hacen para que no se los coman los insectos? Pues potenciando y aumentando la cantidad de lectina de la planta que actúa como insecticida natural y que produce inflamación en el ser humano y/o agregando trozos (genes) de, por ejemplo, una bacteria[32] que hace que la planta produzca un insecticida natural.

Como ya vimos, estos señores, modifican los alimentos y luego esperan a que haya países con hambruna para enviar de forma *altruista* esas semillas «experimentales» que no tienen más remedio que cultivar y consumir. Pasado un tiempo prudencial en el que no han muerto los consumidores de esas semillas, les animan a exportarlas a otros países desde ese mismo y así extender la plaga.

Primero países con mucha necesidad para que no tengan más opción que consumirlo y luego países más «modernos».

En 1968 México, Pakistán e India se convierten en exportadores de los nuevos híbridos después de consumirlos ellos siendo los primeros «conejillos de indias». Pero con nuestra pequeña mentalidad humana, pensamos que si la gente no se muere o les provoca una reacción en un par de

---

[32] La bacteria Bacillus thuringiensis

años, todo está correcto y que dominamos a la naturaleza a nuestro antojo. Pero la naturaleza es más sabia que todos nosotros juntos.

Estas semillas tienen que ser tratadas con un herbicida que ellos fabrican. Cuando pones ese herbicida, todas las malas hierbas de alrededor mueren; todas menos el trigo, el maíz o la soja, que, aún siendo una hierba, *mágicamente* no muere. Además, el gobierno llega a un grado de estupidez bestial. Resulta que si tu plantas semillas de toda la vida junto a un campo de semillas modificadas, estas últimas son tan «agresivas» que cuando el viento se lleva sus semillas cerca de las tuyas acabarán con tu plantación y se convertirán en tu nueva cosecha. De esta manera te conviertes en otro esclavo de Monsanto, porque sus perros guardianes vigilan los campos y te harán pagar por usar sus semillas patentadas cuando te descubran. Es de locos.[33]

El 99% del trigo cultivado hoy ha sido modificado en los últimos 50 años.
El 90% de las semillas que se están plantado en el mundo son de este gran monstruo llamado Monsanto y están patentadas por él. A día de hoy hay más de 25.000 variedades de trigo que hace más de 100 años no existían.

---

[33] Además, poner insecticida a las planta hace que se vuelva «vaga». En las plantaciones ecológicas sus cultivos desarrollan más cantidad de unas sustancias que la planta usa como insecticida natural y que a nosotros nos resultan muy beneficiosos como antioxidantes y antiinflamatorios: carotenoides y los polifenoles.

Resumiendo

Como verás, el trigo de hoy no es el de hace 50 años. Ahora está más cerca de ser un veneno que un alimento. Y aunque fuera el mismo, (como algunas variedades antiguas) puede que para ti no sea bueno. El gluten es una sustancia que ha matado a gente desde los tiempos de los egipcios. No he escuchado nunca que nadie se haya muerto por comerse una berenjena (a no ser que sea por atragantamiento), por lo que entiendo que cualquier alimento que tenga la capacidad de matarte (aunque sea en un 2%) no está diseñado para nosotros.

Y lo saben hasta los saltamontes.

Y ahora que sabemos por qué el trigo es un veneno, veamos por qué las dietas no funcionan.

Las otras dietas

Las dietas no funcionan. Si las dietas funcionaran se dejarían de escribir libros sobre dietas y no estarías leyendo este libro. Por eso este no es un libro sobre una dieta, realmente es un libro sobre hábitos alimenticios.

De hecho, para ti, se acabaron las dietas. A partir de ahora solo debes seguir estos sencillos consejos alimenticios para llegar a tu peso perfecto. El que te ha robado, durante años, la industria alimentaria.

¿Pero, por qué no funcionan las dietas?

En general, las dietas no funcionan porque a las personas lo que más nos gusta del mundo son las cosas que nos prohiben y porque casi en todas se sigue consumiendo trigo. Otras funcionan pero nos cansamos porque son demasiadas complicadas y te hacen pesar y contar calorías. A nosotros, como a los monos, nos gustan las cosas simples y variadas.

¿Pero, cual es mi peso perfecto?

Puedes usar las tablas de IMC (Índice de masa corporal) y otras herramientas que les gustan tanto a los *profesionales* pero, para mi, el peso perfecto es mirarte al espejo y sentir que te gustas. No tiene más. No digo que si estás gordo o gordito no te quieras, pero en el fondo sabes que no estás en tu peso. En vez de una báscula, puedes usar algún pantalón que conserves de cuando tenías esa cinturita que tanto te gustaba. Anda y que no da alegría cuando puedes ponerte los pantalones de cuando ibas a ligar a la disco.

¿Y por qué muchos famosos están delgados?

Investigando, descubrí que la mayoría de dietas de los famosos se basan en la eliminación de carbohidratos.

También hacen otras aberraciones como la dieta del jarabe de arce y algunas que no existen realmente y son auténticos bulos como la «dieta del potito»[34].

¿Por qué cuando empiezo una dieta pierdo mucho peso y luego la cosa se estanca?

Inicialmente se pierde agua, no grasa.

Al principio, en las dietas muy agresivas como la Dukan, al cuerpo le llegan muy pocos hidratos de carbono a través de la dieta, así que empieza a utilizar sus reservas internas de carbohidratos (glucógeno). El glucógeno se forma a partir de la glucosa y necesita acumular agua para poder almacenarse. Por eso, al consumir el glucógeno, el agua se elimina. Esto significa que la gran pérdida inicial de peso que se produce al comenzar una dieta baja en hidratos de carbono se debe, en gran medida, a la pérdida de agua, no de grasa.

Veamos cuales son las dietas más populares y qué es lo que funciona y no funciona de ellas. Pero primero, un poco de nociones básicas sobre grupos de alimentos.

---

[34] La dieta del bebé o dieta del potito se le atribuyó a Jennifer Aniston (que lo desmintió totalmente) y consistía en comerse 14 potitos al día y una cena saludable de carne magra y verduras.

Grupos de alimentos

Clasificación en los 7 grandes grupos[35]

Grupo	Alimento	Nutriente	Función
Grupo 1	Leche Queso Yogur	Proteínas animales	Plástica
Grupo 2	Carne Huevo Pescado	Proteínas animales	Plástica
Grupo 3	Patatas Legumbres Frutos secos **Pseudo cereales**	Proteínas vegetales Lípidos Vitaminas **Fibra**	Plástica Energética Reguladora
Grupo 4	Verduras Hortalizas	Vitaminas **Fibra**	Reguladora
Grupo 5	Frutas	**Carbohidratos** Vitaminas **Fibra**	Reguladora
Grupo 6	Pan y pasta Cereales Azúcar	Carbohidratos	Energética
Grupo 7	Grasa y aceite Mantequilla	Lípidos	Energética

En negrita he añadido algunas cosas como los pseudo cereales como la quinoa y el mijo y la fibra y sacaría del grupo 6 al azúcar y al pan de trigo moderno.

---

[35] La función plástica consiste en la formación y reparación de tejidos como, por ejemplo, los músculos y los huesos.

La dieta Dukan

Si has leído el libro del señor Dukan, puede que recuerdes que él mismo te cuenta como descubrió la dieta. Fue por pura suerte. Mientras que Pierre Dukan ejercía la medicina general (que no era nutricionista, vamos), un día llegó un tipo a su consulta que le pidió un régimen. Dukan no tenía ni idea de nutrición y gracias a ello fue muy «abierto de mente». A este hombre solo le gustaba la carne, así que el francés le dijo que comiera solo carne. Unos meses después comprobó que esto funcionaba y fue «parcheando» ciertos problemas (estreñimiento y falta de algunos nutrientes) que surgían de esta dieta. Y así construyó su imperio.

Los porcentajes de grasas, proteínas e hidratos de carbono varían a lo largo de la dieta, pero las proteínas tienen mucho protagonismo.

Por supuesto que la dieta Dukan funciona. Si la conoces, sabrás que al principio quita de en medio el trigo y todos los demás hidratos de carbono. Al quitar al principal causante que hace que engordemos la dieta es todo un éxito... ¿O no?

El primer problema es que la primera fase (Fase de ataque), quita verduras, frutas y todos los demás alimentos que no sean carnes y pescados no grasos (solo comemos proteínas puras). Esta falta de fibra es bestial y tuvo que añadir cucharadas de salvado para poder ir al servicio con «regularidad».
Pero cuando de verdad se fastidia la cosa es cuando se va metiendo poco a poco otros alimentos. La cuarta fase (Estabilización) ya no funciona, porque en esta fase ya vuelve nuestro amigo el pan (eso si, integral, que como todos sabemos «es más sano»).

¡Ah! Y no nos olvidemos de beber dos litros diarios de agua al día que es «muy sano» además de OBLIGATORIO y caminar al menos 20 minutos.

Desde mi punto de vista (y parece que desde todos sus colegas médicos franceses ya que lo expulsaron del colegio de médicos) es una aberración. El cuerpo humano no está diseñado para comer tantas proteínas de la carne. Y no lo digo yo, lo dicen las piedras en el riñón que crea el exceso de proteínas en el cuerpo. La fase de ataque (en la que realmente se pierde más agua que otra cosa) es una fase muy chunga. Los que la sufren ven un calabacín y se les hace la boca agua (aparte del estreñimiento por la falta de fibra).

De esta dieta, nos sirve la fuerte reducción de carbohidratos (pan, harinas, pastas, etc) porque es lo que mejor funciona a la hora de recuperar un peso ideal pero lo que no me gusta, es esa alta concentración de proteínas (créeme tus riñones te lo agradecerán), ni tampoco quitar verduras y frutas (fibra) de esa manera tan radical.
Lo de andar 20 minutos también me gusta.

Dieta Atkins

La dieta Atkins permite el consumo ilimitado de grasas como la mantequilla y de tanta carne, pescado, huevos y productos lácteos como se desee. En contraposición, se limita mucho el consumo de hidratos de carbono tanto dulces (azúcares) como salados (almidón). La dieta solo permite consumir cantidades reducidas de verdura y, especialmente, de fruta que pueda contener cantidades considerables de almidón o azúcar. ¿No te suena un poco al señor Dukan[36]? Pues es parecida pero con más grasas en sus porcentajes.

30% de proteínas.
60% de grasas.
10% de hidratos de carbono.

Tienes que tener en cuenta las calorías y necesitas *medir* los hidratos de carbono y otras cosas. Además de beber un litro y medio diario de agua. Y el problema final es similar a la dieta Dukan en la fase 4.

Fase 4.- Mantenimiento
Y llegamos al final con el peso que nos habíamos propuesto y el que se adapta a nosotros. Llegados a este punto, lo único que tenemos que hacer según Atkins es «encontrar el equilibrio personal de carbohidratos y disfrutar de la vida» (que frase tan bonita).

Ahí es donde la has cagado, porque vuelves al trigo y vuelves a engordar. En eso consiste el efecto Yo-yo: en volver al trigo y a tus hábitos alimenticios iniciales.

---

[36] De hecho, Atkins hizo una segunda versión de su dieta mucho más parecida a la dieta Dukan.

Dieta de la Zona

También llamada «dieta de las estrellas» porque es seguida por muchos de ellos (Jennifer Aniston, Madonna, Brad Pitt o Cindy Crawford). Se asemeja mucho a las anteriores en la reducción de hidratos de carbono. Pero te marca estos porcentajes:

30% de proteínas.
30% de grasas.
40% de hidratos de carbono.

La dieta de la zona es estupenda, sobre todo para los que venden los cientos de productos «especiales» con la marca como barritas, galletas, batidos que mantienen la proporción exacta de 40-30-30 para ahorrarse tener que preparar menús «equilibrados». Así que, a no ser que tengas un chef en tu mansión de Hollywood será algo difícil de seguir.
Es un régimen que requiere disciplina, razón por la que algunos la abandonan rápidamente. Lo que me gusta de esta dieta es que dice que hay que mantener los niveles de glucosa siempre en un punto medio, ni muy alta ni muy baja. Eso puede ser muy interesante, pero hay una manera mucho más sencilla de hacerlo.

La dieta paleo

En principio, la dieta paleo, es algo que puede tener sentido. Se basa en la alimentación que teníamos cuando estábamos en la época paleolítica (de hecho, algunos parientes parece que siguen viviendo allí). Pero veamos que nos aporta esta dieta:

Los porcentajes que marca son:
22-44% Hidratos de Carbono (de verduras y frutas)
28-47% Grasas
19-35% Proteínas

Se puede comer: verdura, fruta, carne, pescado, huevos, frutos secos, semillas, aceites, especias y hierbas. En menores cantidades tubérculos y otras raíces.

No se puede comer: azúcar, granos (harina, trigo, maíz, cereales, pasta, pan), lácteos, legumbres ni, por supuesto, ningún alimento procesado. Ya hemos sacado al culpable de la dieta.

Dice que no debemos de comer muchos carbohidratos porque el cuerpo solo puede almacenar una pequeña cantidad de carbohidratos de forma que estén listos para usarse como energía rápida (debido a que tu cuerpo está diseñado para vivir en un ambiente en el que, antiguamente, había muy pocos carbohidratos).

Se basa en que nuestros ancestros solo comían plantas y animales (en muchísimas formas diferentes) para obtener todos los nutrientes que necesitaban. Además comían mucho más esporádicamente, debido a que no tenían un aprovisionamiento constante de alimentos como tenemos hoy en día. Por eso, el ser humano se adaptó a almacenar energía como grasa para usarla como energía en tiempos de escasez. De esta forma, actualmente, la mayoría de personas al comer diariamente excesivas cantidades de carbohidratos almacena mucho más grasa de la que gastan, por lo que llevando una dieta adecuada puedes cambiar esto y que este sistema juegue a tu favor, manteniendo un nivel óptimo de grasa corporal y estabilizando tu apetito y niveles de energía.

El cuerno de la abundancia

La dieta tiene lógica. El problema es que vivimos rodeados de carne muerta que no tenemos que cazar. Hoy en día nos podemos atiborrar de proteínas animales sin miedo a que se acaben. No es que haya estado en esa época pero supongo (por los programas de Discovery MAX de supervivencia como el de Ed Stafford) que no comían carne a diario. De hecho, ni siquiera comen a diario y la comida que pueden conseguir les cuesta un gran esfuerzo[37].

A pesar de estos detalles, es la dieta que encuentro con más sentido porque siempre es interesante una vuelta a nuestros orígenes.

---

[37] Además, la carne que nos venden hoy no es la carne que se consumía en el pasado. Cuando alimentas con maíz animales que han comido durante siglos pasto, los resultados son nefastos. La carne de animales alimentados de manera tradicional está llena de omega-3 y su grasa es beneficiosa para la salud. Pero mira como la OMS no dice nada de eso, como se callan y miran hacia otra parte.

La dieta Cetogénica

Es una dieta que se creó para intentar evitar los ataques de epilepsia, antes de que las farmacéuticas llegaran con sus maravillosos medicamentos para tratar los síntomas (y no las causas) de la epilepsia.

En esta dieta los porcentajes son los siguientes:
75% de grasas
20% de proteínas
5% de hidratos de carbono

Verás que aumenta mucho el porcentaje de grasas. Lo que intenta esta dieta es que el cuerpo empiece a quemar grasa como combustible de las células en lugar de glucosa. El cerebro puede usar glucosa o puede usar grasa (cetonas). Esto se llama poner el cuerpo en estado de cetosis. Hace años se conocía como cetona en la orina y se consideraba algo muy malo.

Hay algunas variantes que prohíben totalmente todos los hidratos, prohibiendo comer cereales, harinas, panificados y también, frutas, verduras y legumbres.
También hay dietas cetogénicas en las cuáles se recurre al ayuno.

Algo fundamental en las dietas cetogénicas es que reduce mucho la grasa de nuestro cuerpo (puede sonar algo extraño pero parece ser que comer grasa reduce nuestra grasa).

La desventaja de la dieta cetogénica se encuentra principalmente el escaso aporte de vitaminas, minerales y fibra que estas dietas aportan. Así, se puede tener que recurrir a suplementos nutricionales para proteger ante carencias y aparece el temido estreñimiento por la poca fibra.

Además el rollo de siempre con los porcentajes, pesar alimentos, calcular calorías, etc, etc. hace que seguir esta dieta sea bastante aburrida.

La dieta 5:2

Es una de las dietas que triunfó entre los famosos. El británico Michael Mosley promete que te ayudará a perder hasta seis kilos en un mes. Para seguirla, puedes comer durante cinco días a la semana lo que quieras y los otros dos no puedes pasar de 500 calorías (mujeres) y 600 calorías (hombres) ese día. Tu eliges los días. Pero en los días de ayuno tienes que comer alimentos ricos en proteína y fibra y bajos en carbohidratos.

Lo que no entiendo es la prisa de perder 6 kilos en un mes. Te pasas años engordando y luego en un mes quieres solucionarlo todo. No soy nutricionista, pero perder 6 kilos al mes no puede ser muy bueno. Si te fijas en la gente que están con dietas muy fuertes, verás que suele colgarle la piel de una manera un poco extraña. Creo que es mejor perder peso muy poco a poco, durante meses y luego mantenerte. Pero claro, si pasas mucho hambre lo que quieres es terminar pronto el castigo y perder ya esos kilos que hacen tu vida un poco más triste.

Como en la dieta paleo, hay también una parte de vuelta al pasado en esta dieta. Entiendo que antiguamente el ser humano no comía todos los días del año. Por lo que muchos los pasaba, simplemente, buscando comida. Pero esos atracones y luego las paradas con mínimas calorías constantemente no me parecen normales. No la veo una dieta tan arriesgada como los amigos nutricionistas nos quieren hacer ver. Es más, creo que algún ayuno que otro no le viene mal al cuerpo. Pienso que nuestro organismo lo que no entiende bien es que todos los días lo saturemos de carbohidratos. Si no me crees sal a la calle y cuenta barrigas. Entiendo que si sigues comiendo trigo cinco días a la semana seguirás teniendo problemas, pero creo que lo peor de esta dieta es que esos dos días de ayuno no lo debes pasar muy bien. Sobre todo, porque como vimos antes, el trigo es droga pura y hasta que no lo eliminas de tu organismo el deseo por un cruasán o un bocata de chorizo puede ser bestial.

Sin embargo, algún ayuno, digamos, un día al mes, puede ser interesante o también la cena de los domingos. Una vez quitado el trigo, se hace mucho más fácil de llevar, ya que los picos de glucosa no son tan altos y el hambre no te martiriza tanto como lo hace cuando comes trigo.

Las dietas de pocas calorías (hipocalóricas)

El metabolismo no es tonto.
Cuando a nuestro cuerpo le damos pocas calorías, entra en «modo ahorro». El cuerpo cree que hay un problema ahí afuera con la comida. Piensa que estamos en tiempo de hambruna y lo que hace es ralentizar todo lo que puede el metabolismo.

Por si no lo sabes, el metabolismo es, en pocas palabras, la energía que gasta tu cuerpo para hacer cosas (cosas que le gusta hacer al cuerpo: respirar, andar, fabricar sustancias...). Hay una creencia muy extendida de que un metabolismo rápido te permite comer mucho y no engordar y que con un metabolismo lento engordarás sin apenas comer nada (que puede ser si tienes mal la glándula tiroides o resistencia a la leptina, por ejemplo). Para nada. Pero sí se hace más lento o más rápido cuando hay problemas de comida o no los hay. Tu cuerpo sigue anclado en la prehistoria, así que si piensa que ahí fuera hay poca comida para cazar o recolectar bajará tu metabolismo para intentar no gastar energía hasta que encuentres comida de nuevo. De todas formas, esto sigue siendo una teoría. No te extrañe que mañana salga un estudio que lo desmienta rotundamente.

Con esta dieta estás siempre hambriento y eso tiene otro problema grave: la exquisitez de nuestro paladar depende del tiempo que hace que no comemos un alimento. Seguramente te habrás dado cuenta de que los alimentos saben mejor cuando hace mucho tiempo que no los comemos y que si comes muchos días seguidos un alimento, cada vez está menos rico (unos alimentos más que otros), por lo que si estás muy hambriento las cosas saben mejor y huelen mejor (el agua también parece más rica cuando tenemos mucha sed). Es una cuestión de supervivencia ampliar lo que nos gusta dependiendo del hambre y forzarnos a variar para buscar diferentes vitaminas y otros nutrientes. Recuerdo la película «Papillón» donde Steve McQueen, al principio de entrar en prisión, apartaba las cucarachas de la celda y cuando estaba consumido por el hambre las buscaba para comérselas. Es un poco extremo pero es cierto: cuanta más hambre tengamos más cosas nos sabrán bien. Si no me crees, compara un carro de la compra que hayas hecho hambriento con un carro de compra hecho con la barriga llena.

Así que con este tipo de dieta siempre estás hambriento. El cuerpo lo pasa realmente mal, ralentiza el metabolismo e intenta no gastar nada, te costará más hacer cualquier cosa y sobre todo cualquier comida te parecerá un manjar, además de que siempre adelgazarás en las partes donde menos quieres adelgazar. Ahí es cuando aparecen los «colgajos» del hambre, porque a la piel no le da tiempo a adaptarse al ritmo al que estás perdiendo peso.

Resumiendo: Pasar hambre constantemente parece que no es bueno (aunque también hay estudios sobre los beneficios de ayunar de vez en cuando).

Dieta mediterránea

Esta dieta está muerta. Es algo que se hacía en la antigüedad. Supongo que por eso ha sido declarada Patrimonio Cultural Inmaterial de la Humanidad por la Unesco: porque está extinta.
Se sigue llamando así, incluso la gente sigue diciendo que la consume, pero ya hace tiempo que no se practica y no tiene sentido decir que seguimos la dieta mediterránea.

Su principal característica es el consumo de alimentos variados frescos y de temporada:
· Abundancia de alimentos de origen vegetal frutas, verduras, pan, pasta, arroz, cereales, legumbres y patatas.
· Utilizar el aceite de oliva como grasa principal, tanto para freír como para aderezar.
· Consumir diariamente una cantidad moderada de queso y yogurt.
· Consumir semanalmente una cantidad moderada de pescado, aves y huevos.
· Consumir frutos secos, miel y aceitunas con moderación.
· La carne roja algunas veces al mes.
· Consumir vino con moderación normalmente durante las comidas y preferentemente tinto.
· Utilizar las hierbas aromáticas como una alternativa saludable a la sal.
· Las frutas y verduras, ricos a su vez en fibra, nos aseguran las suficientes vitaminas y minerales y antioxidantes
· Realizar alguna actividad física regular para hacer trabajar al corazón y mantener en forma nuestras articulaciones y nuestro tono físico.

Recomienda un 50% de Carbohidratos Complejos (pastas, arroz, patata, *pan* y legumbres) y no simples (helados y bollería).

Que manía con los carbohidratos. Pues va a ser que no. Recuerda que hoy en día no hay mucha diferencia entre el azúcar, la bollería industrial y el pan. Así que hay que ponerlo en lo mínimo de lo mínimo.

Esta dieta tienen cosas muy interesantes como los frutos secos y el aceite de oliva virgen extra.

También es curioso algo que se ha perdido: la grasa.
En la dieta mediterránea dice que las grasas o lípidos aportarán aproximadamente el 35% del aporte energético total (toma porcentaje).

Yo entiendo que lo de las grasas saturadas e insaturadas sigue siendo un cuento chino (me refiero a grasas naturales vegetales y animales). Me gusta más lo que dicen otros autores: la únicas grasas que no son recomendables son las grasas fritas y las hidrogenadas (como la margarina).

En cuanto a las proteínas, dice que aportarán el 15% de la energía total. Las proteínas ayudan a regenerar el tejido del organismo. La proteína de origen animal (huevos, leche, carne y pescados) es más completa que la de origen vegetal (legumbres y cereales). Sin embargo, los vegetales debidamente combinados (por ejemplo, lentejas con arroz) aportan una proteína de calidad similar a la animal, pero sin colesterol ni grasas saturadas[38].

Me gusta esta dieta. Ha funcionado durante muchos años aunque ahora, como he dicho, ya está muerta. Nuestra dieta actual mediterráneas es básicamente productos industriales de harina, azúcar, carne procesada y los domingos paella.

---

[38] Ahí no estoy de acuerdo, pero eso ya lo veremos más adelante. Esto ya no es correcto del todo, porque, por ejemplo, se ha descubierto que las proteínas de la quinoa son de la misma calidad que las de la carne.

Otras dietas y consejos dietéticos populares

Alimentarse según que horas (cronotrución)

Nacida de Alain Delabos, esta dieta incluye un consejo bastante conocido: por la mañana alimentos más energéticos, a medio día más equilibrado con hidratos de absorción lenta (cereales, arroz y... otra vez trigo) y por la noche proteínas.
¿De verdad crees que el mono de nuestro ejemplo hace estas cosas para estar delgado? ¿Crees que el cuerpo distingue si es mañana, tarde o noche? Sin embargo, si parece ser cierto que somos animales diurnos y que cuando ya no puedes ver se supone que no *puedes* comer y dicen que muchos de nuestros órganos se «ponen en modo ahorro».

La dieta el arroz y el pollo o atún («culturidieta»)

Esta es famosa entre los culturistas. Hay pocas dietas más aburridas y malas que ésta. Se basa en esos alimentos junto con algún yogurt 0%, tortillas de claras, algún batido de proteína y algunas rebanada de pan integral . Toma castaña. Evitamos las grasas (no olvidemos que nuestro cerebro está compuesto por un 25% de grasa) y luego tomamos pan integral para que sea un poco más difícil vernos las tabletas. Una locura de dieta monótona. Lo que pasa es que si vas al gimnasio y te machacas todos los días durante horas parece que funciona, pero es porque casi eliminas el trigo y el azúcar de tu dieta. Sigo viendo un exceso de proteínas y carbohidratos y me faltan vitaminas y fibra por todas partes.

Dieta disociada

Aquí, en la dieta disociada tenemos que prestar atención a los alimentos que comemos, ya que, según ésta, los tenemos que clasificar por categorías y no se pueden mezclar. Por ejemplo, nada de juntar proteínas con hidratos de carbono ni tipos diferentes de hidratos de carbono. Solo puedes comer fruta en el desayuno y otras recomendaciones variadas. Bla, bla, bla. Chorradas. Además es una dieta un poco absurda porque el arroz, y la quinoa, por ejemplo, tiene proteínas y carbohidratos mezclados con lo cual, en su propia teoría, se supone que no podrías comerlo nunca. Es algo muy extraño.

Otras patrañas

La dieta de la piña, de la alcachofa, la dieta Scardale[39] y otras estupideces además de las recomendaciones nutricionales de la OMS me las salto por motivos obvios: no funcionan[40].

---

[39] El método Scardale, no es otro que un método nutricional basado en una dieta disociada que da prioridad al consumo de proteínas, establece el tope de 1000 calorías al día lo que se traducirá en la pérdida aproximada de medio kilo cada 24horas.

[40] La OMS llega a decir cosas de lo más antinaturales como que un bebé puede estar estreñido durante 15 días y es algo normal. Será común pero normal no es. Además, en Octubre descubrieron América y sacaron un informe diciendo que la carne procesada y la roja puede provocar cáncer de colon. Y para eso han tardado 50 años. Deberíamos gastar mejor el dinero, la verdad.

Conclusiones

Unas complicadas, otras desequilibradas, todas son imperfectas pero siempre esperanzadoras. Nos aburrimos de las restricciones de alimentos, de los horarios, de pesar alimentos, de contar calorías, de pasar hambre y de otras cosas que no son naturales. Yo entiendo que tiene que ser todo más fácil. Y te aseguro que lo es. Aunque los *expertos* nos lo pongan difícil.

Pero podemos sacar algunas cosas interesantes de estas dietas:

- Las dietas que *funcionan* suelen bajar los carbohidratos a niveles mucho menores que las recomendaciones gubernamentales.
- Las grasas (grasas naturales) no generan más grasas sino que es al contrario.
- La falta de fibra acaba en estreñimiento.
- La falta de vitaminas y minerales no es muy recomendable.
- Los alimentos reales[41] son mejores que los procesados.
- Hay un exceso de azúcar y harinas en nuestra sociedad.
- El exceso de carne tampoco parece bueno.
- Se comen muy pocas grasas por recomendación gubernamental. Esto repercute en que dejamos de comer las grasas saludables también.
- El ayuno (esporádico) puede ser interesante, de hecho, en muchas religiones aparece como una manera de conectar contigo mismo.

---

[41] Se refiere a alimentos que no han sido manipulado por las industrias: frutas, verduras, carnes, etc.

· La palabra integral no necesariamente significa bueno para el cuerpo[42].

Se han creado mitos falsos como que el aguacate engorda, que comer muchos huevos es malo para el colesterol, que hay que beber 2 litros de agua todos los días, que la grasa engorda y otras muchas patrañas que confunden a la gente.

Entonces, podemos pensar que si consigues alimentarte siempre de forma que mantengas a tu glucosa en un estado óptimo (ni muy alto ni muy bajo) y en el que puedas consumir todos los alimentos que te gusten en las cantidades que quieras, sin pasar hambre, sin medirlos ni contar calorías puede ser estupendo.

Por supuesto, exceptuando el trigo.

Pues veamos como conseguir esta *proeza*.

Con todos ustedes: la última dieta.

---

[42] Realmente los productos integrales o enteros, son buenos para nosotros porque se supone que está menos manipulado, pero hoy en día, muchas veces, en los paquetes pone integral cuando no lo es. Vigila bien las etiquetas y lee la letra pequeña.

La última dieta

Durante años he estado investigando, casi sin darme cuenta, sobre nutrición. He leído tanto sobre todas las dietas, hábitos alimenticios (de varios países), recomendaciones gubernamentales, opiniones de nutricionistas y demás como para hacer una carrera.

Pero seguía sin comprender una cosa: no entendía por qué nada funcionaba para adelgazar. No comprendía por qué comiendo ensaladas cada vez engordaba más. Por qué los sándwiches integrales de pepino con yogurt seguían engordándome más y por qué comer solamente carne adelgazaba (supuestamente). Seguía al pie de la letra las recomendaciones nutricionales de los *expertos* y nada. Hacía ejercicio a diario y tampoco funcionaba como yo esperaba.

Y entonces me dio por pensar que esos supuestos *expertos* a lo mejor eran más ignorantes que yo; o a lo mejor tenían intereses monetarios que anteponían a todo lo demás. Al principio, te crees que las personas que ocupan puestos con estudios y cierta responsabilidad sobre la salud pública son personas inteligentes y enfocadas a proporcionar a la sociedad una vida sana. Luego te das cuenta de que cualquier idiota puede leer un montón de libros y repetirlos como un papagayo sin plantearse si lo que está diciendo es correcto o no. Claro que es difícil plantearte nada que se salga de lo que han enseñado porque el mismo sistema te aparta si lo cuestionas lo más mínimo. Así que la conclusión es: una gran decepción. A la mayoría (no a todos) de esos *profesionales* de la salud lo que les motiva es la pasta (y no me refiero a macarrones precisamente).

Eso en la parte privada, porque en la parte pública su motivación, muchas veces, es hacer su jornada laboral y cobrar su pequeño sueldo intentando que no se les muera nadie (o por lo menos que si fallece sea siguiendo las normas del sistema que los exime de cualquier responsabilidad).

Nos manejan como se maneja al ganado. No les importa realmente nuestra salud (aunque siempre hay excepciones, lógicamente). Somos meras estadísticas. Aquí, como siempre, también manda el dinero. El dinero de las grandes empresas alimentarias, farmacéuticas y otras muchas. Las recomendaciones alimenticias y de salud las dictan las grandes corporaciones. Los gobiernos no se preocupan del pueblo sino de alimentar a esas corporaciones que, a su vez, son las que les llenan luego los bolsillos a ellos.

Por eso decidí que iba dejar atrás a todos esos sinvergüenzas, a olvidar todo lo aprendido y a empezar de cero manteniendo una mente abierta. Y entonces lo vi. Durante una temporada en la que buscaba como sustituir la carne por algo más *sano*[43], me topé con el seitán. El seitán es, básicamente, gluten de trigo que se usa como un sustituto de la carne por muchos vegetarianos. Pero como hago siempre, antes de probar una cosa, la llevo a su extremo y en este caso lo primero que busqué fueron los posibles efectos secundarios. Y fue al buscar esos posibles problemas con el seitán cuando lo entendí todo. Fue una revelación celestial. Ahora ya entendía por qué nada funcionaba. Ya comprendía por qué hay vegetarianos gordos. Por qué no funcionaban algunas ensaladas ni los sandwiches integrales bajos en calorías. Era el trigo. Se lo habían cargado del todo.

¿Y esta tontería no la saben los gobiernos? Yo pienso que si lo saben. Y además me juego el pescuezo a que no solo lo saben sino que echan tierra encima para ocultarlo y que nos cueste llegar a esa conclusión.

---

[43] Luego descubrí que el problema no era la carne si no la forma en la que crían a los animales. La carne ecológica no tiene tantos problemas.

¿Pero, realmente comemos tan mal?

Bueno, pues intentamos comer lo que nos han enseñado toda la vida en la pirámide alimenticia: Muchísimos carbohidratos, 5 raciones de frutas y verduras, pocas grasas y al final, de postre: un pastelito (y aunque digan que si te comes el pastelito por la mañana te perjudica menos es algo que dudo bastante). Además ahora, según la pirámide, tenemos que bebernos nuestros dos litros de agua independientemente de la sed o los alimentos que hayamos comido y hacer ejercicio (sin especificar cuánto tiempo ni de qué tipo).

Y digo intentamos, porque me da que lo de las frutas y verduras las tenemos un poco olvidadas y seguro que las carnes superan un poco-bastante lo que recomiendan en la dichosa pirámide. De los carbohidratos ya ni hablo porque dominan nuestra dieta.
Y si no me crees, en vez de agobiarte en las colas de los supermercados, haz lo que yo: observa lo que compra la gente y verás los hábitos alimenticios y como se consumen carbohidratos en abundancia.

En resumen: comemos mucho trigo y carne e intentamos evitar el azúcar y las grasas todo lo posible (como nos han enseñado).

Pero si preguntas a cualquiera, te dirá que él o ella «apenas come trigo». Luego, cuando enumera uno a uno lo que ha comido en ese día empiezan a salir productos derivados del trigo uno detrás de otro. Entonces dicen: «es que yo no sabía que eso llevaba trigo».

Por poner un ejemplo, esta es la alimentación diaria que suele tener una persona:

Desayuno compuesto por una bebida: Café, té, zumo, leche, y algo sólido: tostadas de pan blanco o integral o/y bollería o cereales del desayuno.

Aquí muchos, de forma errónea, consideran el zumo como una porción de fruta e incluso que es algo muy sano (y se ponen muy contentos porque ya se han quitado una de las 5 porciones)[44]. También procuramos que la tostada sea integral y no echar demasiadas cosas grasientas en el pan.

Te digo desde ya, que lo peor de la tostada del desayuno es la tostada en sí, no lo que se le pone (exceptuando si le pones margarina que es una porquería —sobre todo la margarina que reduce el colesterol, esa si que es chunga—).

Lógicamente ni hablo de la bollería industrial que está compuesta básicamente por trigo y azúcar refinado. Bueno y qué decir de los cereales del desayuno. Yo entiendo que cereales con azúcar (cuando no con jarabe de alta fructosa) ya no es que no sea lo más saludable sino que son altamente perjudiciales para la salud. Nadie en su sano juicio daría a su hijo gominolas para desayunar, pero la mayoría le damos cosas parecidas o peores sin saberlo. Así que los cereales del desayuno son aún más dañinos que la bollería porque van «encubiertos» y presumen de ser sanos y se recomiendan a los niños con dibujos atractivos de sus personajes favoritos[45].

Después hacemos la comida del medio día y, casi siempre (por no decir siempre) está incluido el trigo. Ya sea en el pan

---

[44] La mayoría de zumos se acercan peligrosamente a una Coca-Cola. Y no digo que la Coca-Cola sea mala, pero seguro que nadie se la daría a su hijo para desayunar. Mira esta comparativa de 350ml.
Coca-Cola: 140 calorías y 40 gramos de azúcar.
Zumo de manzana: 165 calorías y 39 gramos de azúcar.
Es la fibra la que hace que la fruta no nos perjudique. El buen alimento es el alimento completo y no una parte de él.

[45] Creo que deberían hacer como con el tabaco y prohibirlo, como deberían prohibir regalar juguetes con la comida basura.

para empujar[46], en la pasta o en los ingredientes de la comida, aparece el trigo.

Y la cena, ¿Cómo no? Tu sandwich integral o multicereal relleno de cosas saludables y sin grasas o una pizza (con poca grasa si puede ser). Y cuando nos sentimos muy culpables o muy hinchados, un pescado con verduritas, eso si, empujando con unos picatostes integrales (son tan pequeñitos que apenas pueden hacer daño, ¿a que no?).

El pan predomina nuestra dieta. Pero si hasta nos lo recomienda el médico que lo comamos tostado cuando estamos malos de la barriga. ¿Cómo puede ser de otra manera? Si nos lo meten por los ojos. ¿Y si no, qué comemos? ¿Y qué compramos?

Pues hay alternativas, solo que hay que esforzarse un poco porque lo ponen difícil. Pero cuando las descubras, te darás cuenta de que realmente el pan nos hace tener una dieta muy aburrida, pobre y monótona al estilo de «me hago un bocadillo y ya he comido».

---

[46] Ahora sigo la campaña que popularizó mi mujer que resume una frase muy a lo Steve Jobs: «Si Dios hubiera querido que usáramos el pan para empujar, no nos habría dado el pulgar».

¿Y ahora qué como?

La única cosa que tiene que quedar clara no es tanto lo que puedes comer sino lo que NO puedes comer. A partir de ahora NO puedes comer trigo. De todo lo demás puedes comer lo que te de la gana. Aunque si te piensas que bebiendo cerveza y comiendo Nutella puedes adelgazar, o si crees que saliendo por ahí y tomando cerveza con nachos puedes perder peso, o si te parece que sin ir al gimnasio vas a conseguir un cuerpo estupendo… estás en lo cierto, puede pasarte.

Ahora pensarás que es imposible, pero a mí me ha pasado. Y no soy yo solo. Cada vez hay más y más gente.
Pero claro, tu forma de alimentarte no solo influye en lo gordo o delgado que estás. Ten en cuenta que también afecta a más cosas. Una de ellas la puedes notar a la hora de ir al aseo. Así que, a pesar de comer de todo, tienes que llevar una alimentación más o menos equilibrada. Come, sobre todo: comida, pero lo más importante es que tienes que estar seguro de que NO contenga trigo.
Pensarás que es obvio, que la comida es comida y que se ve cuando tiene trigo, pero no es tan evidente.

Para comer comida de verdad lo más fácil es buscar alimentos que puedas reconocer. Por ejemplo: los Nuggets de pollo pueden parecer pollo, incluso algunos saben a pollo, pero realmente nunca sabes bien que es lo que tienen, y puede que no lo aparente pero sí llevan trigo[47].

---

[47] http://www.abc.es/sociedad/20131020/abci-realidad-dentro-nuggets-pollo-201310201435.html

De hecho, hay un montón de alimentos que contienen trigo disfrazado[48].

También hay cosas que externamente parecen comida pero que cuando cuentas los ingredientes suelen superar los 10 o 12 y deja de ser una comida saludable. Por ejemplo, estas dos mayonesa de la misma marca. En su versión clásica con aceite de oliva[49]:

Aceite de oliva (78%), agua, yema de huevo, vinagre de vino, azúcar, sal, zumo de limón concentrado, especias. Total: 8 ingredientes, todos reconocibles. Resultado: es comida.

Veamos la versión «ligera»:

Agua, aceite de girasol (30%), azúcar, espesante (almidón de maíz modificado), huevo y yema de huevo, vinagre de vino, sal, zumo de limón concentrado, estabilizantes (goma garrofin y pectinas), conservador (sorbato potásico), especias, colorante (carotenos), antioxidante (EDTA).

Total 15 ingredientes y algunos de ellos ni siquiera son reconocibles[50]. ¿Te suena? Pues: NO es comida. Además, si te fijas lo que más lleva es: agua.

Mientras escribo esto he descubierto que Hellmann's ha sacado una mayonesa (de momento solo la he visto fabricada en Reino Unido) que reza en la etiqueta como REAL y cuyos ingredientes parecen *reales*. Se ve que allí ya se han empezado a buscar alimentos *reales*. El problema es que contiene aceite de canola, que está en el limbo de los aceites y si la comparas con la que se vende en España la diferencia es que aquí

---

[48] Más adelante hay una lista con muchos de ellos.

[49] Pertenece a la mayonesa que suelo comprar: YBARRA. Antes compraba Hellman's, pero el aceite de soja (en España) no es lo mío. Además, me gusta esta guía mucho:
http://www.greenpeace.org/espana/Global/espana/report/transgenicos/
Guia_Roja_Verde_Alimentos_Transgenicos_Actualizada.pdf

[50] Como dice Michael Pollan: «Evita productos que… contengan ingredientes que nadie tendría en la despensa». Se refiere a los ingredientes que estarían más bien en un laboratorio: maltodextrina, dextrosa, y miles de estos.

siguen usando aceite de soja y no pone la palabra REAL en la etiqueta, aunque es la misma. Pero es un buen ejemplo de como la industria alimentaría va mutando para estar donde el consumidor quiere.

Un ejemplo sencillo

Puedes comer, por ejemplo: huevo. El huevo solo lleva un ingrediente: huevo[51], y no lleva trigo. Además te puedes comer un huevo al día. ¿Piensas que es mucho colesterol? No te pierdas los próximos capítulos. Un huevo tiene todos los nutrientes necesarios para nuestro organismo, con unas calorías ridículas en comparación a lo que aportan. Da igual como lo hagas, pero tienes que cocinarlo (aunque no demasiado hecho), porque cuando se come crudo parece que no se pueden absorber todas las proteínas igual de bien. Esto es debido a que nos es muy difícil romper esas proteínas[52] y, teniendo en cuenta la salmonelosis, no es demasiado conveniente. Otro ejemplo puede ser: la manzana, un ingrediente y nada de trigo (que fácil). Y así hay un montón, incluso hay muchos que ahora mismo no vemos porque nos ciega el alimento que domina el mundo: el trigo.

Aquí lo importante realmente es que no te quedes con hambre. Que comas hasta que estés satisfecho. Ten en cuenta que un tortilla (incluida la yema, por favor no la quiten porque no engorda y es un sacrilegio) tiene un índice glucémico estupendo: CERO. Esto hace que no sume grasa al cuerpo mientras que, por ejemplo, el pan con el que se moja la yema sí te suma grasa, y mucha.

---

[51] Sal huyendo si lleva más de uno. Además, ahora hay que tener en cuenta con que se alimenta a los animales; no nos olvidemos de las vacas que comían vacas muertas o maíz. Pues eso, que en la calidad del alimento también influye como se trata a ese alimento de principio a fin.

[52] De todas formas no entiendo cual es el motivo que puede llevar a una persona a comer algo que es tan parecido a los mocos. Quizá ver demasiadas películas de Rocky.

Pero no solo de huevo vive el intestino

Hay que decir que el huevo, a pesar de ser un alimento muy completo, tiene un gran problema si se come solo: su cantidad de fibra es idéntica a su índice glucémico: CERO. Esto quiere decir que tendrás que acompañarlo por algún alimento que le añada la fibra que necesitas para que tu intestino funcione correctamente y puedas despedirte pronto de él. Por ejemplo, en el caso del huevo, puede ser interesante hacer una tortilla de espárragos, o un revuelto de espinacas o hervirlo y cortarlo en una ensalada (en el gazpacho[53] junto con caballa es una combinación fantástica y muy nutritiva[54]).

Necesitas fibra cada vez que comas. Así que deberías comer siempre algo de fibra acompañando a otros que no lo llevan.

Por lo general, los alimentos con muchas proteínas casi nunca tienen fibra y los alimentos con mucha fibra no suelen llevar muchas proteínas[55]. Hay que combinarlos. Y no vale comerse un espárrago para combinar un filete de kilo y medio. La proporción de fibra siempre debe ser superior a la de carne (proteínas)[56]. Pero esto es solo un ejemplo. Vayamos ahora a uno de los grandes problemas.

---

[53] Cuidado con el salmorejo porque lleva pan. ¡Sorpresa!

[54] En este caso, yo uso caballa de Andalucía. Mucha gente dirá que es más barata la de África, pero si te digo que una lata de caballa la divido en cuatro porciones y tengo para cuatro días, ya la cosa cambia. No hacen falta raciones tan grandes de pescado, de verdad. Divide y comerás pescado más a menudo pero menos cantidad. Siempre más verduras que otra cosa.

[55] Hay algunos como los anacardos, arroz integral, champiñones, alga espirulina, nueces, garbanzos, quinoa y algunos más que llevan fibra y proteína juntos.

[56] Yo uso un 85% de fibra y 15% de proteína. Es porque muchos alimentos, como el garbanzo y la quinoa, lo traen así de fábrica.

¿Y ahora qué compro?

Los supermercados son los verdaderos embajadores del trigo. Si decides seguir este camino hacía la libertad, pronto te darás cuenta de que no es sencillo comprar cosas sin trigo. De hecho, es una situación que al principio nos pondrá un poco nerviosos y que puede llegar a deprimirnos si nos dejamos llevar por el pánico. Cuando seas consciente de la gran cantidad de cosas que comemos a lo largo de los días que llevan trigo, entonces te darás cuenta de la gravedad del problema. Da un poco de miedo al principio, pero no te asustes, sólo es al principio. Yo calculé un 75-80% de alimentos con trigo en el supermercado. Eso te deja un mísero 20-25%, y de ahí tienes que quitar los productos industriales específicos para celíacos, que son casi peores que los que contienen trigo. Más adelante te contaré algunas cosas sobre ellos; empezando por el pan, cereales del desayuno, la pasta, las galletas, la pizza, polvorones, etc… y la lista es casi infinita. Por eso debes centrarte en lo que puedes comer y en como lo puedes combinar, porque si lo haces al revés puedes agobiarte.

Es cierto que algunas de las cosas que tendrás que comprar a partir de ahora (si quieres seguir comiendo bocadillos, por ejemplo), pueden ser más caras que «3 barras de pan a 1 euro», pero te aseguro de que no sale tan caro. Primero porque comes mucho menos, y segundo porque la afición a los productos como el trigo hace que no tengas fin comiendo. Por ejemplo: a mí me dura el pan de centeno algo así como una semana y, de momento, cuesta menos de un euro el paquete. Antes me podía comer casi una barra diaria (cosa que es realmente una barbaridad).
También es verdad que hincharte de pan sale más barato pero, créeme, a la larga te puede salir muy muy caro. Sobre todo en visitas al hospital.

Al principio pensé en poner algunas recetas en el libro, pero luego vi que era una chorrada como un piano porque si no has cocinado nunca, no vas a empezar ahora. Entonces vi que era mucho más interesante añadir unos pequeños consejos sobre sustituciones básicas para que no se note mucho el cambio. En general, hay un montón de recetas que hacemos que no llevan trigo: platos de lentejas, habichuelas, garbanzos, estofados de patata y muchos otros que se quedan como están.

Otros requieren un pequeño cambio, por ejemplo si usamos cuscús lo cambiamos por el mijo o la quinoa.

Te advierto que muchas de ellas son muy muy sencillas y puede parecer más difícil de lo que realmente son. No te atasques pensando que son imposibles, prueba a hacerlas y entonces juzga.

Sustituyendo el bocadillo

Aquí es fundamental Las tostadas de pan de centeno 100% (cuidado con los que contienen harina de trigo). Yo me suelo comer un par de ellas por la noche o para desayunar[57], pero ya depende del usuario. En las tiendas de dietética y herbolarios (y ya en algunas panaderías) también hay pan de trigo sarraceno (con harina de arroz y de garbanzo) y de maíz que también se tuesta y se parece mucho al pan de trigo.Echa aceite, jamón, queso o verduras al horno. Muchos lunes es interesante hacer una hornada grande de verduras y repartirlas a lo largo de la semana en los bocadillos.

Cuidado en este punto porque en muchos te dice: pan de centeno, pan de avena y otros, pero en realidad es pan de harina de trigo con centeno, y con avena. Lee bien las etiquetas de esos supuestos panes.

---

[57] Vienen en unos paquetes de papel y son rectangulares, finas y crujientes. En España hay a muy buen precio ALDI que son de la marca Trader's Joe. En muchas tiendas de dietética también los venden. En esta página de Facebook he ido poniendo los cambios: https://www.facebook.com/ellibroquehabladeltrigo/

Sustituyendo los tallarines y espaguetis

Aquí el que domina es el calabacín.

Tienes que proveerte de un pelador de calabacín para hacer directamente las tiras. Se pueden consumir crudos o salteados (si son salteados es importante que no suelten mucho agua subiendo el fuego cuando empiecen a soltarla porque si no la salsa te saldrá demasiado líquida). Hay un montón de recetas. De todas formas, si quieres hacer una carbonara yo opto por la batata (boniato) que resiste mejor el asado y no suelta agua, (para la batata necesitarás un rallador más profesional).

Busca, por ejemplo «Spirelli» en internet. Te aseguro que es una buena inversión. Pero prueba primero con el rallador barato no sea que no te guste la idea. Mucha gente se sorprende y no vuelve a la pasta real.

Otras opciones son los fideos largos de arroz.

También puedes comprar pasta de maíz. Ya la venden por todas partes. Yo, la verdad, es que ya no echo de menos nada la pasta. Y te aseguro que era un viciado[58]. También la he sustituido por coliflor al horno y al sacarla le pongo la salsa.

Sustituyendo la pizza

Una primera opción es la pizza de masa de coliflor. Si a los peques no les mola la coliflor aquí caen seguro. Hay muchas recetas en internet y mayormente dos variaciones: las que le quitan el agua en exceso con el microondas y las que quitan el agua con un trapo limpio. Ya depende de tu aversión a las microondas, pero es básico quitar el agua (parece que no hay mucha pero hay). La receta aprovecha el huevo como unión. Recuerda que hay que hacerla fina fina.

---

[58] Además no me convencen los productos que intentan sustituir al trigo. La pasta ha sido toda la vida de harina de trigo. Creo que esas sustituciones, al final, traerán el mismo problema que ha traído el trigo. Sobre todo el maíz transgénico.

Una segunda opción (no tan sana pero válida) es la pizza de centeno. Las tostadas de pan de centeno de los bocadillos que mencionaba antes puestas en un cuadrado grande en la bandeja del horno con tomate frito, jamón, queso y orégano y un golpe de calor en el horno. De cinco a diez minutos y tienes tu pizza preparada y cortada (incluso más crujiente que la de trigo). Olvida las pizzas de trigo sin gluten. Sigue siendo trigo. Son mucho más sanas (de momento) las de centeno que las de trigo sin gluten.

Sustituyendo el cuscús

Tienes la quinoa, el mijo y el trigo sarraceno que son pseudo cereales y lo hacen muy bien.

Sustituyendo la pasta en la ensalada

Igual que sustituir el cuscús.

Sustituyendo los fideos de la sopa

Puedes echar también quinoa y todos los demás (mijo, trigo sarraceno…) o puedes usar fideos de maíz o arroz.

Sustituyendo la pasta de lasaña

Aquí hay dos variantes. He visto lasaña de berenjena o calabacín sustituyendo las láminas. He probado dos capas de patatas fritas o al horno (que se supone que es menos sana) y también está deliciosa. Además ya hay lasaña de maíz (no se que tal estará, pero yo me quedo con la de patata).

Sustituyendo los rebozados

Yo no suelo comer fritos pero mi suegra la ha sustituido por harina de maíz (además, dice que esa harina no se pone negra). Ahora ya venden numerosos preparados (incluso de guisantes) que la sustituyen muy bien.

Alimentos que molan

Aquí están incluidos los que, de momento, no tienen trigo. Te sorprendería saber a que cosas la industria le pone trigo. Ya verás cuando te dediques a leer todas las etiquetas. Y aún así algunas veces te la darán con queso.

Quinoa

Es el alimento perfecto. Seleccionado por la NASA (junto con el amaranto) para alimentar a los astronautas. Tiene todos los aminoácidos esenciales (como la carne y la maca[59]. ¿Te suena que siempre nos han dicho que los vegetales no tienen las proteínas tan completas como la carne? Pues este es uno de los que rompe esa regla. Mercadona ya ha empezado a venderlo[60].

Trigo sarraceno/alforfón

No tiene nada que ver con el trigo a pesar del nombre. Lo venden en las tiendas de alimentos ecológicos. Se considera uno de los súper alimentos por todas las propiedades que tiene. Su contenido de proteína es del 12%.

Mijo

Sustituye estupendamente el cuscús. Tiene propiedades que disminuyen la resistencia a la insulina y es anti inflamatorias.

Amaranto

Tiene mejores proteínas que la leche de vaca.

---

[59] Raíz del Perú muy nutritiva.

[60] Así que ponte alerta. Y tiembla si Monsanto le echa el ojo.

Harina de almendra y de avena integral

Sustituye maravillosamente a la harina de trigo en postres.

Alubias, garbanzos y lentejas

Pues eso: legumbres, una pasada.

Maíz

Este será un gran amigo cuando salgas de bares. Pero no te hagas muy habitual porque el procesado tiene un IG muy alto.

Tacos, nachos, palomitas…

Una pequeña nota sobre el maíz:

Los tres grandes alimentos que han sido modificado genéticamente son: El trigo, el maíz y la soja. No queda claro, pero en algunos sitios hablan de el que maíz transgénico engorda más que el maíz no transgénico. Yo, ante la duda, intento siempre que ningún alimento sea transgénico. Pero a veces es bastante complicado (otras demasiado caro). De todas formas, el maíz no es trigo eso seguro. Así que lo puedes comer. Es mucho mejor comerlo (si puedes y te gusta) con guacamole o alguna otra grasa que no esté hidrogenada porque baja el IG y lo complementa estupendamente. Hay que estar muy alerta con el maíz. La industria alimentaria no es tonta y se está dando cuenta del problema del trigo. Ahora se dedica a sustituir el trigo por el maíz para llevarnos a donde quiere. Simplemente vigila sus pasos[61].

Derivados de la leche

Quesos, quesos de untar sin sabores, requesón, nata, yogures naturales, cuajada. Yo, particularmente, me quedo con los

---

[61] Te diré que a día de hoy, hay una marca española que lo hace muy bien a nivel de producto pero no sale en la tele: Mexifoods. Creo recordar que sale incluso más barato que productos de peor calidad.

derivados de la leche, sobre todo con el kéfir ecológico[62] de cabra. Aquí me salto, deliberadamente, la leche y la paso al siguiente apartado. No es que tenga gluten, es que a veces puede provocar síntomas parecidos.

Todo tipo de carnes y vísceras frescas, congeladas y en conserva al natural.

Pero si compras carne picada que te la piquen en el momento, por favor. A veces les ponen harina (sobre todo a las hamburguesas y a las albóndigas) y la mayoría de veces unos conservantes dañinos que puedes evitar si está recién picada y no los lleva la carne antes. Prueba a hacer las hamburguesas y las albóndigas sin harina porque realmente no las necesitan.

Embutidos: cecina, jamón serrano y jamón cocido sin gluten.

Tu de todas formas asegúrate de que no lleve trigo.

Pescados frescos y congelados sin rebozar, mariscos frescos y pescados y marisco en conserva al natural o en aceite.[63]

Huevos.

Verduras, hortalizas y tubérculos.

Frutas.

Arroz

---

[62] He probado de todos los tipos y este es el que mejor me sienta.

[63] Si puede ser que no procedan de la acuicultura (a no ser que sea ecológica) ni del mar Báltico mejor para ti.

Efectivamente. Ante la avalancha de esta duda aprovecho para decir que el arroz no es trigo. No se por qué pero mucha gente lo cree.

Tapioca.

Es la harina de yuca o mandioca.

Azúcar y Miel.

Miel cruda sin tratar y azúcar moreno de caña (incluso mejor melaza de caña). Importante que ponga cruda.

Aceites y mantequillas.

Café en grano o molido, infusiones y refrescos de naranja, limón y cola.

Vinos y bebidas espumosas.

Frutos secos.

Sal, vinagre de vino, especias en rama, en grano y todas las naturales.

Harina de arroz y maíz.

Puedes consumir harina de maíz y de arroz. A mí siguen sin convencerme y pienso que cualquier tipo de harina debe consumirse esporádicamente. Eso ya lo decides tú.

Total, que todo esto puedes comerlo (seguro que me salto cosas). Parece una lista más pequeña cuando te dicen que no puedes comer trigo, pero en realidad es una buena lista.

Alimentos que a veces molan

Aquellos que por naturaleza no contienen trigo, pero pueden llegar a incorporarlo por el proceso tecnológico o por contaminación cruzada[64]. Hay que leer bien sus ingredientes para asegurarse.

Embutidos: chopped, mortadela, chorizo, morcilla, salchichas, etcétera.

Patés.

Quesos fundidos, de untar, de sabores, especiales para pizzas.

Conservas de carne, albóndigas, hamburguesas.

Conservas de pescado en salsa, con tomate frito.

Salsas, condimentos y colorantes alimentarios.

Sucedáneos de café, chocolate y cacao y otras bebidas de máquina.

Frutos secos tostados o fritos (a veces llevan harina de trigo).

Caramelos y golosinas.

Algunos tipos de helados.

Sucedáneos de chocolate.

---

[64] Recuerda que si no eres celíaco la contaminación cruzada no te afecta. Que se haya usado la tabla del pan para cortar un alimento o se use la misma freidora no importa.

Alimentos que no molan

Estos alimentos no suelen tener gluten pero son dignos de mencionar. Recuerda que ésta es una lista es meramente informativa. Realmente, el único alimento que de verdad tienes que evitar es el del apartado siguiente, así que puedes saltarte la lista completamente (exceptuando el primero de esta lista que es el hermano del demonio). Pero ya que estamos te contaré unos cuantos que puede que entren en tu lista de ocasionales.

Productos industriales para celíacos

A la industria alimenticia no le hace gracia perder ningún segmento de mercado y debido a que, por desgracia, cada vez hay más celíacos y que cada vez se parecen más a sus hermanas las farmacéuticas (no les importa las personas sino los beneficios) han decidido crear toda una gama de productos sin gluten que pueden llegar a ser peor que el gluten en si mismo[65]. Para poder *copiar* al trigo han hecho una serie de alimentos que no podrían ser más artificiales.

OJO: Siempre hablo de «industriales», en las tiendas de productos naturales venden productos para celíacos con ingredientes en su mayoría estupendos (lógicamente los precios, muchas veces, son más altos).

También están los productos libres de forma natural de gluten. En los supermercados simplemente le ponen la pegatina de «sin gluten» a casi todo lo que pueden. Esto no

---

[65] Una pequeña aclaración: los productos para celíacos están diseñados para los que realmente tienen ese nivel de intolerancia. Es cierto que las personas celíacas pueden tomarlos pero los fabricantes han complicado tanto el proceso para que se asemejen a los alimentos con gluten que son verdaderas bombas químicas llenas de productos fabricados en laboratorios. Más que alimentos se parecen a medicamentos. Y si no me crees: lee las etiquetas y verás.

significa que lo hayan diseñado para personas celíacas sino que han demostrado que no tienen gluten o que en el proceso de fabricación no tienen la posibilidad de trazas de gluten. Esos alimentos no son a los que me refiero. Hablo del pasillo de productos para celíacos. Ese es el que hay que evitar.

Mira atentamente los productos especiales sin gluten, (no los que simplemente ponen etiqueta, que se supone que es porque no contienen trazas, sino el pan y derivados hecho especialmente para celíacos) y verás una lista de ingredientes infinita predominada por las sémola de maíz y tapioca que disparan el azúcar al espacio.

Alimentos con una etiqueta bien grande que diga que están enriquecidos con cosas o que curan enfermedades.

Te aseguro que suelen ser basura.

Alimentos con una etiqueta que diga que es sano

¿Piensas que habría que poner una etiqueta de saludable a una manzana y decir que reduce el colesterol? ¿Quizás seria bueno ponerle a una alcachofa un envase donde dijera que comas alimentos más sanos y hagas deporte?

Pues eso es lo que hacen con los productos que no son sanos: Les ponen etiquetas diciendo que comas cosas sanas. Si lo piensas, es prácticamente lo mismo que hacen con el tabaco.

Margarina (especialmente la reductora del colesterol)

Enriquecer margarina con omega-3 y omega-6 es igual de absurdo que poner vitaminas en el vodka. Y ya ponerle estatinas para bajar el colesterol, cuando las estatinas son lo peor que puedes usar para bajar el colesterol, eso no tiene precio. Usa la mantequilla de toda la vida y deja la margarina con sabor a mantequilla o enriquecida con miles de cosas. La mantequilla es más sana que la margarina[66]. A la margarina le han dado tantas vueltas para que parezca un alimento sano que ya no saben que hacer con ella.

Leche

La leche puede tener un efecto muy similar al gluten por lo que puede provocar irritación en tu intestino. Comprueba si te hace reacción. Si la toleras: tú mismo.

Azúcar refinada y jarabe de maíz o derivados

El azúcar puede hacer exactamente lo mismo que el trigo y la leche. Hay personas que la toleran y otras que no. Aquí aclarar una cosa. Yo pensaba que el azúcar era mala hasta que descubrí el jarabe de maíz. Ese sí que es chungo.

Resumiendo: exceptuando los alimentos específicos para celíacos puedes comer todos los demás.

---

[66] Hace poco, se me ocurrió «mirarle el culo» a todas las margarinas que vende Mercadona y... ¡Sorpresa! Casi todas estaban fabricadas por Unilever, uno de los gigantes junto con sus hermanos Nestlé, Kraft y Danone e hijo adoptivo de Monsanto.

Alimentos del demonio

Este es el único alimento que debes eliminar realmente de la dieta.

TRIGO

Pan
Harina Blanca.
Bollería industrial (donuts, pastelitos…).
Aperitivos salados industriales .
Pasta.
Pizza.
Biscotes.
Tortas para kebabs.
Burritos.
Trigo Candeal
Harina de Graham
Germen de Trigo
Salvado de Trigo (a veces solo pone salvado)

Estos son muy obvios pero cuidado porque el demonio adopta formas en las que a veces no lo reconocemos, por ejemplo:

Rebozados.
Cuscús.
Salvado.
Panko.
Algunos espesantes de salsas.
Algunas salchichas tipo Frankfurt.

Siempre mucho cuidado, porque la industria del trigo se pasa el tiempo pensando en nuevos alimentos con los que tentarte y muchas veces no lo parece pero llevan trigo.

Trigo antiguo

Cuando yo me quité del trigo, eliminé todas las variedades, incluidas estas antiguas:
Triticum
Trigo Kamut
Espelta

Puede que tu no tengas problemas con ellas o puede que sí. Yo las quitaría de en medio y luego vería que tal se comportan. En principio las tratamos como «trigo menos perjudicial» si vienen certificadas como ecológicas y pone específicamente que son esas variedades. El trigo antiguo entero molido en un molino de los de siempre debe conservar un gran número de nutrientes.

Recuerda que es muy importante escuchar a tu cuerpo. Él te dirá si algo es o no adecuado para ti.

¿Pero no necesito el trigo?¿Seguro?

Como diría una famosa banda de Rock: Necesitas tanto el trigo como un pez necesita una bicicleta.

Fíjate en un par de cosas cuando vayas al supermercado.

Primero en que todas las cajas de cereales que se suponen que son tan beneficiosas por el trigo y las vitaminas y minerales que aporta van enriquecidas artificialmente justamente con esas vitaminas y minerales que tanto necesitas.

Es un poco raro ¿no?

Pues esto es así porque el gobierno les exige enriquecer con las vitaminas y minerales que pierden en el proceso de fabricación.

Pero si piensas que ese «enriquecimiento» es algo bueno te equivocas porque esas vitaminas y minerales son artificiales y no tienen nada, pero nada que ver con las naturales (Recuerda Soylent). El cuerpo no es capaz de asimilar la mayoría de esas vitaminas sintéticas.

Consigues ácido fólico con un puñado de pipas de girasol. Y las vitaminas del grupo B están en casi todos los alimentos.

Recuerda que el trigo no es un alimento que esté diseñado para el consumo humano. Nadie lo ve en el campo y se come una espiga cruda[67], sin embargo si puedes ir por el campo y comerte un melón crudo o una manzana.

¿No perderé vitaminas?¿Minerales? ¡Dios mío!

Nos meten el miedo en el cuerpo desde pequeños. Te dirán que el trigo aporta muchas vitaminas y que es esencial en la dieta y que bla bla bla, pero es justamente al contrario. Recuerda como hace empequeñecer a tu intestino. Al dejar el

---

[67] Lo que si está empezando a hacer es zumo de hierba de trigo.

trigo y aumentar el tamaño de los pliegues del intestino debe mejorar la absorción de todos las vitaminas, minerales y otros nutrientes.

Aunque siento decirte que, por desgracia, los alimentos de hoy en día no tiene tantos nutrientes como antes. El uso de abonos químicos hace que los productos de la tierra crezcan más rápido y más «vistosos» aunque también mucho más «vacíos» de nutrientes. Una manzana de antaño equivale a tres manzanas de las de ahora. Este, podría ser también uno de los motivos por el cual nuestro cuerpo no se queda nunca satisfecho: porque sigue buscando nutrientes. Si puedes, busca siempre alimentos «de los de antes» (pregunta en tu tienda natural del barrio de toda la vida.)

¿Pero, cuándo tengo que comer y cuánto como?

En mi casa se comía tres veces al día: desayuno, comida y merienda-cena. Era como un dogma de fe. De todas formas, a mi hermana y a mí nos gustaba esperar a que mi padre llegara de trabajar para comer en familia porque él convertía la comida en algo ameno. Creo que ese era el truco, no hacer de la hora de la comida algo aburrido y obligatorio. Si llenas de normas y discusiones ese momento nadie querrá sentarse a tu mesa. Pienso que todo debe surgir de forma natural.

Por eso yo lo veo más simple: cuando tengas hambre: come. Comer a una hora exacta todos los días dicen que es algo bueno (según algunos estudios), pero tampoco hace falta ser un reloj suizo. Hay días en que te apetece comer antes y otros después. Y poco más.

Frases como «cómete todo lo del plato» hacen de la comida familiar algo horrible. Unas veces tendremos más hambre y otras menos. Yo no creo que estemos diseñados para comer un plato o equis gramos de comida. Lo que creo es que tenemos que comer hasta que nuestro estómago esté lleno. Si te fijas en los animales, van comiendo de aquí y allá hasta que dejan de tener hambre. Poner una ración de comida es absurdo. Y si ha de ponerse, debería ser una ración pequeña. No se si te has dado cuenta pero muchas veces ponemos la misma ración (el mismo vaso o plato) a un niño que a un adulto. Imagina beberte un vaso proporcional y verás que ridículo.

Total, que lo de las tres veces al día (otras veces son cinco) es algo cultural[68] porque «casualmente» coincide con los turnos más normales en el trabajo.

De todas formas en España es peor que en otros países porque se cena excesivamente tarde. Parece ser que los animales (diurnos) dejan de comer cuando no hay luz (debe ser difícil diferenciar un higo de un excremento si no ves nada por la noche en la jungla).

¿Y los monos? ¿Cómo lo hacen? Recordemos que dijimos que los tíos estaban siempre delgados y parecían más sabios que nosotros. Pues se dedican a comer cuando tienen hambre (no esperaba menos de seres tan inteligentes). Empieza uno y con el olor de comida les van siguiendo los otros (más o menos como en mi oficina a la hora del desayuno en el punto de engorde). Comer en grupo es bueno (sobre todo para los más novatos) porque de esta manera van aprendiendo lo que es comestible y lo que no. Se usa el momento de la comida para hablar y aprender cosas.

Bueno pues entonces es algo fácil: come cuando tengas hambre y para cuando ya no tengas. Depende del día puede que comas de 3 a 5 veces. Si unos días comes mucha cantidad pues tardarás más en volver a tener hambre y al revés si comes poco.

Entiendo que uno de los problemas mayores es que si estamos en casa sentados a la bartola cada vez que nos aburramos podemos pensar en comer. Entonces ya no estamos comiendo por hambre sino por aburrimiento. Es importante no estar todo el tiempo cerca de la comida (a no ser que trabajes en un restaurante).

---

[68] «Lo de las tres comidas diarias es un enfoque cultural, dado que los seres humanos se han acostumbrado a esta idea, que es muy cómoda para nosotros. Sin embargo nuestros horarios y deseos nos permiten cada vez menos plasmar esa teoría en la vida», opina Paul Freedman, profesor de la Universidad Yale (EE.UU.) y editor del libro 'Food: The History of Taste'.

Pero recuerda el dicho: «Si no tienes hambre para comerte una manzana es que no tienes hambre».

Como he comentado ya, te darás cuenta de que cuando te desintoxicas del trigo recuperas un instinto perdido: el de saber cuando parar de comer. Esto es muy importante porque si estás intoxicado no podrás parar de comer y siempre tendrás hambre. Incluso a los pocos minutos de haber acabado de comer.

Olvida las raciones, los pesos y otras estupideces que solo sirven para continuar con este circo que han montado. Lo único que hacen es parchear el problema real: el trigo.

¿Tengo que desayunar?

Mi madre siempre desayuna.

Sean las nueve de la mañana o la una de la tarde desayuna.

Ella en su creencia ancestral de que el desayuno es la comida más importante del día (cosa que no es de extrañar porque, a pesar de ser falso, nos lo han repetido hasta aburrirnos) siempre intentaba que yo desayunara. Además se empeñaba en que mi desayuno fuera leche tibia con Cacao[69]. Era la peor parte del día: el vasito (eso sí, cada vez más pequeño) de leche del desayuno[70].

Y es que yo a primera hora ni de lejos puedo tomar nada. Necesito que pasen unas horas. Mi «depósito» marca lleno cuando me levanto. Primero me tomo un té verde con jazmín o un Earl Grey y luego, conforme me voy moviendo, ya puedo desayunar perfectamente.

Para mí, el desayuno es una comida como otra cualquiera. De hecho, los expertos que nos vuelven locos, ahora no tienen muy claro si es tan importante como nos han hecho creer. De todas formas nos bombardean mucho con el desayuno, sobre todo (que casualidad) los fabricantes de «productos del desayuno».

Nos meten ideas en la cabeza durante generaciones. Cosas que eran importantes o que se pensaba que eran importantes en una época han pasado a otras épocas en las que muchas veces no tienen sentido pero siguen ahí por intereses

---

[69] Por cierto el Cola-Cao lleva trigo. Parece que el que no lleva es Nesquik. Yo prefiero el cacao puro endulzado con agave crudo.

[70] Luego descubrí que el problema no era la leche sino la leche UHT y la temperatura. La leche fresca y fría me gustaba bastante.

económicos o por intereses legales. Y nosotros seguimos como el elefante atado al palito[71]. No te estanques.

¿Y qué puedo desayunar?

Nosotros empezamos desayunando un pan de centeno 100% en formato fresco (sin tostar). Al principio, no me gustó nada, pero luego descubrí que no viene cocinado del todo y hay que tostarlo para terminarlo de hacer. Una tostada de esas (o un par de las que viene ya tostado) y te mantendrá sin hambre toda la mañana. El relleno lo dejo a cada cual: tomate, jamón, queso, o lo que te de la gana que no lleve trigo.

También está el pan de centeno, negro y duro como una piedra[72], pero es algo especial y el sabor no triunfa mucho si no vives en el Este de Europa.

Yo, ahora mismo, depende de la estación. En verano prefiero comer fruta para desayunar. En invierno, a veces, tomo papilla de avena (porrigde) y otras veces galletas que hace mi mujer con copos y salvado de avena[73]. Lo que es importante es que no te ciegues con la tostada o los cereales del desayuno o lo que te diga la industria que tienes que comer.

---

[71] Los elefantes de los circos suelen estar atados a estacas de las que podrían escapar fácilmente estirando, pero no lo hacen porque cuando son pequeños y los atan a la misma estaca no son capaces de liberarse y ya no lo intentan nunca más.

[72] Todo pan de centeno que no sea un ladrillo incomestible o que no parezca un cartón y esté muy amargo no es de centeno.

[73] Si buscas en Facebook el libro que habla del trigo podrás ver la receta. https://www.facebook.com/ellibroquehabladeltrigo/

Reinventando la ensalada

Yo crecí en España, y aquí el concepto de ensalada ha sido siempre mezclar lechuga, tomate, cebolla y aceitunas (a veces también pepino) con aceite, vinagre y sal. La ensaladera se ponía en el centro de la mesa y acompañaba al resto de la comida. Entonces ibas comiendo de tu plato y, de vez en cuando, pinchabas en el plato de ensalada del centro.

En muchos restaurantes siguen ese sistema o acompañan un gran trozo de carne o de pescado con la misma receta: una ensalada insulsa (y normalmente mal escurrida) que hace sobresalir a cualquier filete por muy de baja calidad que sea.

Pero resulta que cuando terminé de estudiar formación profesional, hice las prácticas en Londres y, durante tres meses, estuve comiendo todos los días ensalada. No es una cosa demasiado extraña, excepto porque la ensalada siempre era la misma. Se activaba mi instinto de variación y, muchas veces, envidiaba hasta las bolitas para los perros.

El caso es que allí descubrí que la ensalada no era lo que había estado comiendo aquí durante años y que por eso no me gustaba nada de nada. Allí la ensalada era en si misma una comida completa y, además, súper apetecible. Es normal que aquí los niños la rechacen, porque son aburridas y sosas. Una ensalada en condiciones es una de las comidas más perfectas que puedes comer. Esta comida, como plato principal (y único) hace que automáticamente se equilibre todo (siempre que lo hagas como debes).

Por ejemplo, para dos personas puedes usar lechuga, brócoli crudo, un huevo, media lata de caballa, tomate, aguacate y maíz. Todo aliñado con una vinagreta de mostaza. Siempre debe haber más vegetales que proteínas, y no te tienen que asustar las salsas. Lo que debe asustarte de verdad es el trigo. Hay cientos de ensaladas creativas en internet.

El problema

Cuando regresé a España, después de haber perdido muchísimo peso en mi estancia en Londres comiendo ensalada, puse en práctica la idea. Pero no funcionaba. Comía ensalada y no adelgazaba. Luego descubrí por qué: la pasta y/o los trozos de pan frito que les añadía y que las ensaladas de Londres no llevaban. Yo pensaba que era el aceite del pan frito así que lo tostaba primero y le echaba el aceite en crudo. Que equivocado estaba y como me habían lavado el cerebro.

La mayonesa no es tu mayor enemiga

Si te asusta la mayonesa porque te han hecho creer que es la causante de tus michelines, estás de enhorabuena: podrás poner salsa César en la ensalada César, lo que no podrás poner será pan en dados tostado. Pero sí puedes poner nachos troceados, como hace mi mujer. Imaginación al poder.

Pero, si puedes, busca siempre mayonesas que sean simples. Incluso si la puedes hacer tú en casa mejor. Por ejemplo, yo fui muy aficionado a Hellman's durante muchos años, pero ya no soy muy amigo de Unilever porque no me gusta el aceite de soja y, sobre todo, por la gran amistad que une a Unilever con los Monsanto y sus transgénicos. Todo lo relacionado con Monsanto me causa mal humor. Por eso me he pasado a mayonesas como Ybarra que son de aceite de oliva o de girasol y poco más (encima está rica y es de Córdoba). Adivina las mayonesas que son más chungas... sí, las mayonesas «light» o bajas en calorías. Lee, lee y lee los ingredientes, sin compasión. Pero como siempre digo: esto es opcional. Lo único prohibido es el trigo.

Que viva el colesterol

Y volvemos al huevo.

Entiendo que la gente también se cree lo que dicen los «expertos» sobre el colesterol. Te pongo un extracto de una página que vi en internet:

«El huevo es un alimento completo que tiene una proteína de máxima calidad... Un huevo se compone de un 75% de agua, no tiene hidratos de carbono, tiene un 12% de grasa, localizada en la yema, y la proteína se encuentra en la clara. Es un error bastante generalizado excluir la clara de los batidos, ponches o purés a los que se incorpora huevo para enriquecerlos. Si solo se añade la yema se pierde uno de los nutrientes más valiosos de este alimento. La yema contiene grasa, colesterol, vitaminas (complejo B, vitamina A) y sales minerales, es especial hierro y fósforo. Un huevo de tamaño medio nos proporciona unas 80 calorías... El consumo de huevos en personas que no tienen problemas de colesterol puede ser de 4 a 5 huevos semanales.

El huevo es un alimento excelente, de una muy buena relación calidad/precio, fácil de preparar e ingrediente de numerosas preparaciones culinarias, dulces y saladas. Su consumo debe recomendarse en todas las edades.

El huevo se digiere bien y hay que tomarlo cocinado porque los huevos crudos se absorben solo en un 50% por lo que se desaprovecha una gran parte.»

¿La fuente del artículo? Pues no es otra que el ministerio de sanidad[74], pero ¿Lo has escuchado en algún anuncio?¿Han hecho alguna campaña? Seguro que no, porque no les interesa.

---

[74] http://www.perseo.aesan.msssi.gob.es/es/familia/subseccionesDetalle/huevos.shtml

Supongo que no pueden admitir que se equivocan una y otra vez, así que lo ponen por ahí perdido, oculto y ya han cumplido. Además imagina que el gobierno dijera que el pan es un veneno. Se armaría la tercera guerra mundial y perdería la poca credibilidad que tiene.

Efectivamente, como dice el artículo, es un error quitar la clara, pero otro error más actual es quitar la yema. Es penoso ver una tortilla de claras, penoso y malo. La mayor parte del hierro, calcio y otros minerales está en la yema. El huevo completo es el que aporta todos los nutrientes, no la clara. Usemos huevos completos por favor. [75]

¿En buenas manos?

Nos enseñan que las grasas son malas, pero no es cierto. Es posible que las grasas que se someten a procesos artificiales: puede que aceites fritos y aceites que no se consiguen exprimiendo el fruto sino que en el proceso de extracción superan ciertas temperaturas no sean buenos, pero las grasas como la del aguacate, el aceite de oliva virgen extra, aceite de coco virgen, grasas de los frutos secos y algunas otras naturales son estupendas. Tienes que darte cuenta de que todos los alimentos que pasan *demasiado* por la mano del hombre terminan no siendo tan buenos como cuando se consumen puros en la naturaleza.

---

[75] No todos los huevos son igual de nutritivos. A pesar de que las gallinas, junto con los cerdos, son los animales que mejor se han adaptado a la alimentación con pienso, no puede ser nunca igual un huevo de una gallina criada con hierba e insectos que una criada con pienso (incluso aunque sea pienso ecológico). Los vegetales de hoja verde aportan a las gallinas el omega-3 y estas lo incluyen en sus huevos. Yo en esto tengo suerte y robo, de vez en cuando, los huevos de las gallinas de mi cuñado que alimenta con pienso, hierba y restos de comida (como se hacía de toda la vida). También las saca de vez en cuando al campo para que coman bichos. Por eso, que te digan que son «huevos camperos» no quiere decir que esos huevos sean más nutritivos que otros. Es muy importante la alimentación del animal.

No tengas miedo a las grasas. Las grasas naturales son estupendas y no engordan. Ten en cuenta de que tu cerebro está hecho, principalmente, de grasa. No lo prives de alimento.

Y entonces seguro que te viene a la cabeza el amigo de las farmacéuticas: el colesterol. ¿El malo? ¿El bueno? Si tienes dudas, es porque nunca has conocido Júpiter.

JUPITER, ese gran desconocido

Seguramente, al igual que yo, te hayas tragado el cuento del colesterol malo y el bueno. Seguro que hasta te lo imaginas como un bandido en las arterias o como una gran capa de grasa obstruyendo el torrente sanguíneo. Seguro que cuando comes más grasa de la que *deberías* te acuerdas del colesterol malo y de todos los anuncios que has tenido que ver. Olvídalo. De verdad. Hay un montón de artículos que desmienten esa teoría. Los análisis de colesterol deberían medir el tamaño de las moléculas. Y ya lo saben. Saben que 99 personas de cada 100 no necesitan los tratamientos convencionales para el colesterol y saben que muchas veces son perjudiciales. ¿Entonces por qué siguen recetando estatinas (Atorvastatina y derivados) y vendiendo alimentos activos contra el colesterol (margarinas, yogures, etc). ¡Incluso se los dan a los niños[76]! Pues siguen haciéndolo por los millones de Euros que están en juego, no porque les importe nuestra salud ni un pimiento.

Parece ser que el informe Júpiter del 2008, que es el que empezó con todo el rollo de colesterol bueno y malo, tiene montones de errores. También descubrieron que 9 de los 14 autores del estudio tenían relaciones económicas con AstraZeneca, la multinacional que patrocinaba el estudio. Y aún así siguen con el gran engaño. De hecho, cuando te haces mayor tu hígado incrementa la fabricación del

---

[76] Ya es la re-pera: alimentos y medicamentos juntos. El sueño de toda gran corporación.

colesterol para proteger tu cerebro y tus arterias. Entonces, cuando tu *experto* en salud revisa tu análisis y ve el colesterol alto y te manda las estatinas, tu hígado tiene que hacer más esfuerzo aún para compensar lo que las estatinas bajan. Esto, muchas veces, desencadena que tu hígado se vuelva graso. Y como no, en un tratamiento con más pastillas. Hoy todo se arregla con pastillas.

¿Y qué puedo hacer para reducirlo?

Puedes reducir tu colesterol (equilibrarlo más bien) dejando el trigo. Si quitas además azúcares refinados y tomas grasas naturales aún puedes equilibrarlo más. Parece ser que la reducción de grasas buenas es un problema grave debido a una sociedad «light» que ha reducido todas grasas (buenas y malas). Andar un poco al día funciona (pero no funciona si cuando vuelves a casa te comes un bocadillo de trigo). ¿Y por qué te cuento todo este rollo? Pues para poder ampliar un poco más las cosas que puedes comer. Te lo cuento porque la gente sigue pensando que comer aguacates o nueces engorda muchísimo. Pues no, deja de limitar tu dieta. Aquí lo que engorda es el trigo. Todo lo demás (a menos que inventen algo igual o peor) lo puedes comer[77].

---

[77] Si te lo puedes permitir (y si te basas en raciones escasas seguro que puedes) otra cosa que puedes hacer es mejorar la calidad de tu carne y pescado y comprarlos de los criados como los de siempre: que coman pastos y algas. Esto hace que nuestra comida tenga omega-3 y que las grasas sean menos perjudiciales. Carne ecológica y pescado del mar (menos del Báltico si puede ser) o de acuicultura ecológica.

¿Puedo mezclar alimentos?

¿Alguna vez te has preguntado por qué a veces te apetece una cosa y cuando comes mucho de esa cosa deja de apetecerte y te apetece otra? Si te ha pasado y has llegado a la conclusión de que es porque eres muy caprichoso yo te daré otra versión: lo llevamos de fábrica para sobrevivir.

Volvamos a los monos (que tíos más listos). Estos a veces comen más de 50 tipos diferentes de frutas al día, hojas e insectos[78].

Osea que mezclan frutas (incluso ácidas y básicas —hay toda una teoría sobre esto—) y todo lo que pillan (a veces comen heces de otros monos). ¿Y para qué? Pues porque unos alimentos nos dan ciertas vitaminas otros dan otras y lo mismo con minerales y demás nutrientes. Así que no seas como los pobres perros que siempre comen las mismas bolitas o los fanáticos de las pesas que basan su dieta en arroz, pollo y tortillas de claras. Come de todo, tu cuerpo te irá pidiendo lo que necesita. Pero cuidado con las señales confundidas por el trigo y el azúcar. Eso son necesidades que se parecen más a la nicotina o la cocaína. Hablo de variedades de fruta, verdura, carne, frutos secos y otros alimentos que no están llenos de exorfinas que te hagan tener siempre hambre.

Pero mezcla de manera algo más parecida a la de los monos, o incluso mejor. Hay algo que el cuerpo necesita siempre para poder hacer bien la digestión: fibra. Recuerdo un anuncio de un laxante vegetal, que ha sido cambiado varias veces, en el que una mujer tomaba un medicamento cuando no «funcionaba» bien su intestino. Estos productos triunfan

---

[78] Verás como tardamos poco en empezar nosotros a comer insectos. Pero verás como convertiremos esos insectos en algo perjudicial para la salud.

porque no comemos fibra. Pensamos que cuando estamos estreñidos es cuando hay que comer fruta y verdura. De hecho, hay un anuncio que nos lo aconseja diciendo que cuando no va al servicio lo intenta solucionar con fruta y verdura. ¡No es entonces cuando hay que tomarla, es ANTES y DURANTE! Mezcla todo con fibra: usa la ensalada, la sopa, el cocido. Si hay fibra en todas tus comidas no tendrás que recurrir luego a medicamentos ni otras chorradas. La fibra es una parte muy importante de nuestra alimentación y debes incluirla en todas las comidas. Si TODAS. No te olvides de que la carne y los huevos NO tienen nada de fibra.

La única cosa que no cuadra de nuestro ejemplo anterior es que los monos no cocinan nada y tampoco tienen un supermercado gigante donde hay cientos de variedades de productos industriales (tampoco comen carne ni leche). Así que en ese aspecto no nos parecemos a ellos[79]. En principio, en muchos sitios se habla de que nuestro estómago se comporta de forma diferente si comemos carne o comemos fruta o verdura y que cuando se mezclan muchas cosas es indigesto. Hay teorías que dicen que cuando mezclas una proteína pura con un carbohidrato puro (por ejemplo: tortilla de patatas) obtienes un alimento complicado de digerir. A mi, particularmente, no me sienta mal.

Yo pienso que el único que puede saber esto realmente es uno mismo. Escucha a tu cuerpo, él te dirá cuando una mezcla es buena o mala. Así que mezcla, no tengas miedo: los monos lo hacen.

---

[79] Hoy en día, además disponemos de fruta todo el año.

¿Y ahora qué bebo?¿Y cuánto bebo?

«Tu cuerpo es 60% agua, debes beber al menos 2-3 litros de agua al día».

Te sueltan esa perogrullada y se quedan tan a gusto[80]. Realmente no se sabe bien de donde surgió. Parece ser que primero fue un eslogan de una marca de agua. Luego lo adoptan gobiernos como un dogma de fe sin pestañear.

Los genios del marketing nos atrapan es sus campañas de publicad y hacen lo que quieren con nosotros. Es como la pasta de dientes. Sacan un anuncio donde la persona cubre el cepillo completo con pasta de dientes y voilá… todo el mundo a gastar pasta de dientes como hacen en el anuncio cuando en realidad solo hay que poner una porción equivalente a una lenteja pequeña. Somos imitadores por naturaleza y se aprovechan de ello. La publicidad nos maneja a su antojo.

Pero claro, en cuanto al agua, si piensas un poco te surgen pequeñas dudas.

¿En verano hay que beber lo mismo que en invierno?

¿Si sudo mucho bebo más o menos?

---

[80] Los presuntos beneficios para la salud del alto consumo de agua son un mito, afirman científicos estadounidenses en un estudio divulgado hoy por la publicación «Journal of the American Society of Nephrology» (Revista de la Sociedad Americana de Nefrología).

Según indicaron los investigadores de la Universidad de Pensilvania (EEUU), «no existen pruebas definitivas de los beneficios de beber grandes cantidades de agua».

Los científicos, especialistas en trastornos renales, analizaron investigaciones sobre la generalizada afirmación de que ocho vasos de agua al día ayudan a eliminar las toxinas, previenen el aumento de peso y mejoran la salud dérmica.

«No se sabe de dónde surgió esta recomendación», indicaron los nefrólogos Dan Negoianu y Stanley Goldfarb en el informe sobre su estudio.

¿Si como mucha fruta (90% de agua) también tengo que beber lo mismo?
¿Después de comerme un melón me bebo un litro de agua?

Bebemos cuando tenemos sed y hasta que nos saciamos.
No somos más listos que la naturaleza. Dejemos de pensar en su contra y vayamos a favor de ella.
Bebe cuando tengas sed.
No hay más[81].
Esa es la mejor forma.
Escucha a tu cuerpo de una vez.

¿Hay que beber comiendo?

Esta es una pregunta muy curiosa. Hemos dicho que cuando uno tiene sed tiene que beber. Pero, claro, los estudios dicen que no es bueno beber comiendo. Otros, por supuesto, te dirán que si.

Si comes comida diseñada para humanos (diseñada por la naturaleza no por humanos) como fruta, verduras y otras con alto contenido en agua, apenas necesitarás beber; pero si comes comida diseñada por humanos, que no suelen llevar agua en su composición, sí necesitarás agua (y muchas veces en abundancia por el exceso de sal y azúcar). Yo entiendo que fuimos creados para vivir del agua de las frutas y verduras pero que hemos cambiado las reglas del juego y ya no comemos cosas crudas sino que llevamos a extremos salados o dulces la comida.

La alimentación del gorila, por ejemplo, es totalmente vegetariana y muy variada (aunque a veces comen hormigas): hojas, cortezas y frutos. Recolectan la comida manualmente y extraen las partes más apetecibles de la planta con las manos y los dientes. Aparentemente nunca beben agua, debido a que la vegetación contiene suficiente humedad.

---

[81] Los bebés , los ancianos con alzhéimer y, en general, las personas dependientes son la excepción. Estos deben estar constantemente monitorizados.

Mucho más simple

Entiendo que lo único de deberían de aconsejar los *expertos* es que bebas, sobre todo, agua. El agua no ha sido un invento nuestro[82], está en la naturaleza y se adapta perfectamente a nosotros (somos agua en una mayor parte). Bebe cuando tengas sed y punto.

---

[82] Aunque ya he visto que lo están intentado. Cuidado con las etiquetas, porque hay cosas que parecen agua pero llevan aditivos.

¿Y qué hago cuando salga?

Si piensas que lo tienes jodido en un supermercado, no te quiero decir nada cuando vayas a un bar, o a un cumpleaños, o a una boda.

Fácil no es, pero hay trucos simples que puedes poner en práctica. Si fueras celíaco sería casi una misión imposible, pero en este caso, si no lo eres, las trazas de gluten tampoco son mortales así que:

Intenta ver el plato antes de pedir o pregunta si lleva trigo

A veces no te das cuenta de que lleva trigo hasta que repasas los ingredientes. Por ejemplo el salmorejo, algunos gazpachos, albóndigas, croquetas, pescado o carne rebozada y otros platos llevan el trigo encubierto. Reflexiona un momento y si no estás seguro habla con el camarero. Muchas veces no funciona preguntar porque la mayoría pasa del tema, pero te puede hacer reflexionar.

El alimento de los rockeros

A partir de ahora tendrás que aficionarte a la ensaladilla. La patata es un alimento fácil, rápido y, si te gusta, tienes un punto a tu favor porque en casi todos los bares hay.

Pizza de patata

Lógicamente, ninguna pizzería te va a hacer una pizza con base de coliflor ni calabaza, pero si no es una franquicia y el dueño se enrolla puede que te haga una pizza poniendo los ingredientes en una cazuela de barro con patatas fritas como base. Es una delicia (Gracias Nico por la idea). Ahora hay muchas que tienen pizza sin gluten. Yo digo lo de siempre:

no me atraen las cosas que nacen del trigo y que suelen modificar hasta la saciedad para que se parezca al trigo, pero si no pone trigo, pues bien. De todas formas tu escucha siempre a tu intestino.

Usa los montaditos como platos

Es fácil: tu pide el montadito y cómete lo de dentro. Usa los dedos, tenedor y/o cuchillo. Si conoces al dueño o te da palo dejar pan a montones en el plato adviértelo antes por si se quieren ahorrar el pan. Muchas veces, lo de necesitar pan para todo es algo que tienes incrustado en tu cabeza, yo algunas veces me como la hamburguesa sin pan y está hasta mejor (siempre que la hamburguesa no lleve trigo dentro). Pero como tenemos el pan de hamburguesa metido a fuego aún nos cuesta.

No olvides que el maíz no es trigo y viceversa

Los tacos mexicanos de maíz no llevan trigo, pero también los hay de trigo. Los nachos, de momento y si los toleras bien, son amigos y todas los platos basados en patatas también.

Tampoco olvides que la cebada no es trigo

La cerveza suele ser de cebada, simplemente cuidado con las que son de trigo o llevan algo de trigo. Punto. Yo no puedo con ella pero mucha gente si.

Pregunta

Pregunta, pregunta y pregunta sin compasión. Si en la carta no salen los símbolos de alergia pronto lo harán. Así que no te cortes y pregunta.

No te ciegues

Como pasa en los supermercados, a veces no vemos más allá. Abre tu mente y no pienses que no puedes comer algo porque vaya cubierto de trigo. Se creativo. Lee etiquetas. Investiga. Pero sobre todo no te centres en las cosas que no puedes comer sino en lo que puedes. Imagina el plato de trigo sin trigo y sustituye sin compasión.

¿Tengo que hacer ejercicio?

Las Gacelas de Thomson son unos de los mamíferos más rápidos que existen. Pueden alcanzar una velocidad de 80 km. ¿Tienes idea de cuanto tiempo entrena una gacela al día? Supongo que ellas tampoco, simplemente están programadas para ello y es parte de su naturaleza. Corren cuando son perseguidas o juegan y caminan para buscar agua o comida. Y además no siempre tienen la comida cerca.

Nosotros hemos perdido ese instinto, pero es que tenemos siempre comida a mano (sobre todo trigo) y no tenemos que correr salvo si perdemos el autobús. Apenas tenemos que andar para hacer nada. ¡Si hasta nos traen la comida a casa! Creo que ese es el hábito que tenemos que cambiar, simplemente caminar un poco[83] o si puedes hacer algún ejercicio suave como Taichi o bailar debe ser suficiente para mantenerte en forma.

No creo que haya que pasar dos horas o más al día en el gimnasio , a no ser que te guste, por supuesto[84].

Es cuestión de ir poco a poco, disfrutar con lo que haces y poder hacerlo sin que te sientas estresado. Puedes empezar por andar 10 minutos cada día y luego ir aumentado poco a poco el paseo diariamente en 5 minutos hasta todo lo que tu cuerpo te pida cada día. El caso es que disfrutes haciendo ejercicio y que empieces poco a poco.

---

[83] Parece que 20 minutos caminando al día a paso de «perder el bus» son suficientes para relajarnos y activarnos.

[84] Yo pienso que no hemos nacido realmente para cosas como el spinning a diario sino más bien para el paleotraining. Ya sabes: andar un rato, correr otro rato, subir a un árbol, llevar una roca… cosas que hacían nuestros antepasados. Pero es simplemente mi opinión.

Hagas lo que hagas, ¡disfruta de ello! Mejorará tu humor y disminuirá tu ansiedad.

Pero si estás pensando en adelgazar a base de ejercicio me parece que te equivocas. Cuanto más ejercicio hagas más necesitarás comer. Es como el depósito de gasolina de un coche, si andas más, necesitas más gasolina. El poder de la gimnasia es el de tonificar todos los músculos de tu cuerpo no el de adelgazar[85]. Además, el poder del ejercicio no se queda en mejorar los músculos, está demostrado que el cerebro se beneficia mucho de ello y disminuye la posibilidad de enfermedades como la demencia y el alzhéimer. El ejercicio también influye en la digestión así que si te mueves poco tu intestino se moverá lo mismo[86].

Sal fuera, camina y toma el sol (además de mejorar físicamente estarás fabricando vitamina D y evitando la osteoporosis). Pero cuidado siempre con el sol y elige horas adecuadas[87].

[85] Lo que si pasa es que, según ciertos estudios, cuanto más músculo exista en tu cuerpo más calorías quema este en reposo.

[86] También hay estudios que relacionan al ejercicio con una regulación del colesterol y del calcio. Pero es normal, estamos hechos para movernos de vez en cuando.

[87] Usa el sentido común. Ponerse a tomar el sol como un lagarto es un poco extraño si no eres un animal de sangre fría. Tomar el sol en la sombra es algo bastante sensato.

¿Cómo puedo adelgazar más rápido?

En principio no es ese el objetivo del libro, pero me lo preguntan mucho.; así que ahí van algunos consejos.

Evitando ciertos carbohidratos «chungos», por ejemplo: harinas, refrescos azucarados, cerveza, maíz, patatas fritas y otras fuentes de hidratos y de azúcar. De este modo tu glucosa no subirá tanto y entonces a tu cuerpo le será más fácil volver a su peso perfecto. Ten en cuenta que una cosa es tomarse de vez en cuando unas cervezas o un refresco con unas patatas fritas y otra es alimentarse a base de ello.

Ojo, yo no digo que haya que quitar todos los hidratos de carbono. Digo que los carbohidratos concentrados como las harinas y azúcares son cosas artificiales que nos hacen daño.

Pero cuidado con prohibirte muchos alimentos porque lo único que conseguirás será tener más ganas de comértelos. Ya es difícil quitarse del trigo así que no te digo quitar más cosas. A mí me gusta ir paso a paso: primero el trigo y dentro un año iré a por el azúcar.

No te obsesiones con la comida, tú solo piensa que ya conoces el secreto para llevar una vida más saludable, que ya conoces el secreto de los alimentos fabricados por el demonio. Lo único por lo que tienes que preocuparte a partir de ahora es de evitar el trigo en cualquiera de sus formas.

En resumen

Esta forma de alimentarse es tan simple que la podría hacer hasta un mono. Para mí es la forma correcta. Come cuando tengas hambre y bebe cuando tengas sed. Intenta comer más cosas vivas que muertas y si comes cosas muertas es preferible que sean recientes y que se hayan alimentado mayormente de plantas vivas y no de cereales. Es igualmente importante que ese alimento esté lo menos procesado posible. Además cuantos más ingredientes contenga un alimento y más difíciles de pronunciar sean estos, más tocado por la mano del hombre y peor calidad tendrá. Pero sobre todo ya sabes, aléjate del trigo.

¿No lo ves? Dile a alguien que deje de comer berenjenas durante un mes y seguramente lo haga. Dile a alguien que deje el trigo un par de días y le cambiará la cara para después preguntarte si estás en una secta o es que estás loco. Algunas personas no pueden estar ni un solo día sin comer trigo.
Hoy en día juzgamos a los fumadores o a los alcohólicos como personas de poca voluntad y sin embargo nadie juzgaría igual a un trigodependiente.

La marihuana no lleva trigo

Pues eso, como dice el genial y particular Oscar Sande: «Que la marihuana no lleve trigo, no significa que sea buena para ti». Hay alimentos que solo deberíamos comer ocasionalmente por estar muy muy tocados por el hombre. Lógicamente, si a partir de ahora solo te sustentas a base de bebidas edulcoradas con jarabe de maíz alto en fructosa y con maíz transgénico frito untado en margarina, pues seguramente tu alimentación no funcione demasiado bien. Tampoco lo se porque no me apetece probarlo, la verdad.

Recuerda que hay alimentos simples y complejos. Los alimentos simples llevan un solo ingrediente (como una naranja) o un conjunto de pocos ingredientes (como una ensalada) que son siempre reconocibles. Los complejos son alimentos que han sido procesados en fábricas con muchos ingredientes y que por lo general nadie usa en su cocina (a no ser que seas Heston Blumenthal y trabajes en el «Pato Gordo»[88].

Esto, no quiere decir que solo comas naranjas o lechuga. Sino que la mayor parte de tu dieta se base en comida que sea comida. Pero, insisto, lo más importante es que elimines el trigo de tu dieta antes de que el trigo te elimine a ti.

Pecando, pero poco

~~Mas vale pecar un poco que no siempre.~~
Ese es el consejo que daba antes: «Si dejas de comer trigo entre semana y pecas los fines de semana no es tan malo como si lo haces a diario». Por ejemplo, mi hermana siempre que ve algún plato de diseño, no puede evitar meter la zarpa para probarlo. Ella siempre piensa que se va a perder una oportunidad única. Es cierto que podría ser mejor picar ocasionalmente que zamparte un bocadillo diario, pero no vale. Hay que dejarlo totalmente. Es como dejar la heroína o

---

[88] Heston Marc Blumenthal, OBE (High Wycombe, Buckinghamshire, 27 de mayo de 1966) es el chef y propietario de The Fat Duck, un restaurante con tres estrellas Michelín situado en Bray (condado de Berkshire), votado como «Mejor Restaurante del Reino Unido» por The Good Food Guide en 2007 y 2009, y «Mejor Restaurante del Mundo» por varios chefs en 2005. Es, junto a Ferran Adrià de El Bulli, el cocinero que más habitualmente encabeza las clasificaciones de mejores cocineros del mundo en la actualidad. Blumenthal es famoso por su aproximación científica a la gastronomía y ha sido descrito como un alquimista de la cocina por su innovador estilo de cocinar.
https://es.wikipedia.org/wiki/Heston_Blumenthal
(Puede que lo conozcas por un programa de la televisión donde cocina comida gigante.)

la cocaína a medias. O te quitas del trigo o sigues consumiendo. Aquí las medias no funcionan bien.

De todas formas, cuando lo dejes del todo, puede que notes hasta lo más mínimo. Yo, es comer algo con trigo o algo perjudicial para mí y todo mi intestino se queja al momento y se encarga de recordármelo. Puedes pensar que si dejas el trigo tu intestino se volverá más selecto, pero realmente el problema es que si el intestino está inflamado tira la toalla y ya le da igual lo que comas. Si no hay inflamación notarás casi al instante cuando un alimento no es bueno para ti.

Una aclaración final

A pesar de que hablo todo el tiempo del trigo, realmente es porque es el único alimento (hasta el momento) que tiene la capacidad de irritar tu intestino y subir mucho tu glucosa a la vez. Por eso considero al trigo actual un veneno en vez de un alimento. Hay alimentos como la leche que pueden también irritar tu intestino y otros como el azúcar o el jarabe de maíz que suben mucho la glucosa en la sangre y que con el tiempo pueden hacer que tu intestino se parezca a una fábrica de hongos. Cuida tu intestino y tu intestino cuidará de ti.

Y esto es todo lo que necesitas saber. A partir de ahora el libro tratará de lo que realmente yo quería informar: de como el trigo nos mata en silencio y sobre otras comidas venenosas que también nos «animan» a consumir. Si lo que querías es simplemente quitarte la barriga cervecera tu lectura ha terminado aquí.

Muchas gracias por todo, buenas noches, y buena suerte.

SEGUNDA PARTE: EL PROBLEMA REAL

Introducción

*Haz de tu comida tu **única** medicina*
Hipócrates
Padre de la medicina moderna

Mi abuela y mi padre murieron a causa del trigo. Mi madre tiene principio de demencia y morirá a causa del trigo y el azúcar. Y mi hermana y yo íbamos por el mismo camino.

Recuerda que esta parte es opcional, así que si no te interesa no pasa nada. Con la información de la que dispones ya puedes empezar el proceso de quitar tu barriga cervecera o triguera. Si es así, te agradezco toda tu atención y espero que seas feliz con tu nuevo estilo de vida. Pero si decides quedarte, vas a saber por qué quitarse del trigo puede mejorar tu salud como nunca imaginaste. Hasta tal punto que puede salvar tu vida.

Esta parte, trata sobre algunos de los efectos secundarios que puedes tener por el gluten. No es que todo realmente lo produzca el gluten, pero PUEDE ser uno de los grandes colaboradores. Nuestros genes[89] y el ambiente también son factores que cuentan. En muchos casos el gluten no es el causante pero seguro que lo empeora. El problema real, es como afecta el gluten a nuestro intestino; como baja las defensas, activa anticuerpos y hace que enfermemos más a menudo o que desarrollemos enfermedades auto-inmunes; además de depresión y ansiedad. No es que el gluten o la

---

[89] Por eso creo que muchas enfermedades se heredan. Porque heredamos la sensibilidad de nuestro intestino. Por eso los médicos saben que hay parte de las enfermedades mentales que «parecen» heredarse, pero no saben por qué. Yo digo que es porque buscan en el sitio equivocado.

leche o el azúcar te deprima, es que ayuda a ello irritando el intestino o haciendo crecer demasiado nuestro nivel de cándida.

Existen casi 250 patologías en las que el consumo de trigo y/o gluten es responsable o agudiza. Sobre todo, me he dado cuenta de que la mayoría en las que está relacionado el gluten y sus primos (azúcar y leche) suelen ser enfermedades para las que los médicos no tienen cura y simplemente nos intentan *aliviar* los síntomas.

Yo descubrí demasiadas «casualidades» en efectos negativos que disminuían o desaparecían al dejar el gluten.

¿No es mucha casualidad que el 100% de los niños autistas no puedan digerir el gluten?

Experimentos con esquizofrénicos demuestran que después de dejar el gluten hay una mejora general (incluso un muy pequeño porcentaje del 6% obtiene una curación total).

Por ejemplo, una talla baja en niños puede ser una de las características de una intolerancia al gluten (niños de baja estatura).

Diabéticos que dejan de serlo, personas con artritis que se alivian, personas que dejan de tener hinchazón en las piernas, reflujo, intestino irritable, depresión y suma y sigue. A veces, dejar el trigo produce un efecto es casi milagroso.

El mundo de los parches

Cuando era pequeño, en mi casa me enseñaron que si estaba constipado tenía que tomar Couldina[90]. Yo pensaba que esa pastilla efervescente curaba el constipado. Pero conforme fui creciendo, ya supe que no curaba nada, que simplemente enmascaraba los síntomas. Nos enseñan a tomar una pastilla que calma el malestar, quita la fiebre y las mucosidades. Todo ello muy molesto. Además viene todo junto en la misma cápsula para que un solo medicamento nos lo solucione.

Pero si lo piensas un poco somos algo estúpidos haciéndolo porque ese malestar lo hemos producido nosotros a propósito y nos sirve para muchas cosas: Primero para que descansemos y así concentrar todo el sistema inmune en eliminar la enfermedad y acelerar la recuperación; la fiebre, por ejemplo, la provocamos para aumentar la temperatura del cuerpo y eliminar virus mediante ese aumento de temperatura[91]; las mucosidades se usan para expulsar todos los residuos que se producen en la lucha contra la enfermedad. Pues nosotros, somos tan listos que nos las cargamos todas de un plumazo. Así que todas esas defensas del cuerpo las tapamos y nos quedamos tan a gusto, y a salir de fiesta por ahí. Pero claro, luego nunca terminamos de curarnos, y nos extraña porque pensamos que esa pastilla nos había curado. Pues lo mismo hacemos con todo: cuando tenemos apendicitis nos quitan el apéndice, cuando se

---

[90] Medicamento que alivia eficazmente los **síntomas** de la gripe y el constipado.

[91] Hay algunas veces: temperaturas excesivamente altas o ciertas infecciones en las que el cuerpo no puede actuar en las que sí puede ser recomendable bajar esa temperatura. El problema es que lo decidimos nosotros mediante anuncios en la tele.

infecta la vesícula esperan a que se reviente para extirparla y suma y sigue. Lo mismo pasa con los efectos del trigo: cuando tenemos falta de vitamina B12 nos dan vitamina B12, si nos salen eczemas nos recetan cremas (además con corticoides que es lo peor de lo peor), si nuestro hijo tiene hiperactividad lo drogan para que se calme, si tienes la glucosa alta te dan una pastilla y suma y sigue otra vez.

Hay que buscar la raíz del problema, no enmascararlo. Si a tu coche se le enciende la luz del aceite ¿Qué haces? ¿Le quitas el cable a la luz del aceite para solucionar el problema? Si lo haces ya no se encenderá y dejará de molestarnos, pero a la larga lo mas seguro es que te quedes sin coche. Pues estamos haciendo eso con nuestro cuerpo y al final lo pagamos muy caro.

Es cierto que la medicina en el mundo ha evolucionado mucho en las últimas décadas, pero también es cierto que nos hemos centrado en parchear cosas. Casi ningún medicamento cura. Pero es porque a las farmacéuticas no les interesa curarnos ni matarnos (a nadie le gusta perder clientes). Por eso nos mantienen enganchados en la rueda de hámster; aunque lo hacen de tal manera que parece que realmente nos están dando una solución.

Los dos cerebros

Cuando era pequeño y al día siguiente tenía excursión o cualquier otro evento que fuera importante para mí, me costaba mucho dormir y sentía «mariposas en el estómago».

Después, durante muchos años, mi cabeza y mi intestino no han estado muy brillantes. Depresión y ansiedad por una parte y problemas gástricos por el otro. Además de problemas en la piel que no curaba ninguna crema o que acababa produciendo un efecto rebote.

Y seguía siempre presente ahí: ese pellizco en el estómago.

Lo que no sabía entonces es que mi estómago (intestino) era mi segundo cerebro. Tampoco imaginaba que esos problemas de *nervios* y estomacales estaban mucho más unidos de lo que pensaba. De hecho, lo he descubierto muy recientemente. Cuando somos un feto, el cerebro y el intestino empiezan siendo el mismo tejido para luego diferenciarse; aunque siguen conectados por el nervio vago. Así que estos dos cerebros funcionan en conjunto, lo que explica que la dieta también esté relacionada con la salud mental.

Los *expertos* en la salud actuales nunca suelen relacionar uno y otro y lo tratan de manera separada (de hecho, creo que uno de los grandes fallos de la medicina moderna es, precisamente, la especialización). Esto suele ser un grave error y la explicación por la cual nunca terminan de comprender a nuestro cerebro[92]: porque solamente tratan a uno de ellos. Por una parte eliminan los síntomas de uno

---

[92] Pasa lo mismo con el resto de enfermedades que están relacionadas con el intestino.

mientras que el otro sigue enfermo y emitiendo señales de alerta. Y lo peor es que lo deberían saber hace tiempo.

Prozac

La serotonina es una sustancia que genera el cuerpo y que produce alivio y de bienestar. Cuando el nivel de serotonina es bajo, el cuerpo siente ansiedad y para poder nivelar esta ansiedad muchas veces buscamos alimentos dulces como el chocolate o que tienen muchos carbohidratos como las patatas fritas que hacen que liberemos serotonina. Si esta situación de falta de serotonina se agrava y alarga en el tiempo nos suelen recetar medicamentos que aumentan de forma artificial los niveles de serotonina como el Prozac. Y una vez más, hemos puesto el parche. Atajemos el problema y no pongamos más parches.

Inflamación

Si tenemos en cuenta que en nuestro cerebro superior (cabeza) se fabrica un 10% de la serotonina y en el cerebro inferior (intestino) el 90% restante, imagina que pasa cuando el trigo inflama tu intestino.

Exacto, nuestro amigo el trigo impide la fabricación de serotonina correctamente[93].

Y ya no es solo obesidad y diabetes.

Con un intestino sano, producimos sustancias que quitan la ansiedad y nos ayudan a dormir[94]. Con uno enfermo podemos tener depresión, ansiedad o cansancio crónico. Y con el tiempo afecta físicamente al cerebro superior pudiendo causar enfermedades como el alzhéimer.

---

[93] Hablo siempre del trigo porque es el que solemos consumir diariamente. Pero aquí podría hablar del alcohol, café´, tabaco, anestesia y cualquier otra sustancia que sea capaz de irritar nuestro intestino.

[94] Se llaman benzodiazepinas y en medicina se usan en medicamentos como el Valium (Diazepam). Lógicamente, los que fabrica el cuerpo no tienen los efectos secundarios que tiene el fabricado por el hombre; pero su efecto es similar.

Advertencia

Durante años me ha acompañado una sensación de que «algo iba mal» pero no sabía que era exactamente. A día de hoy ha desaparecido completamente. Por supuesto ya se que era lo que iba mal: era mi intestino. Volver a poner estos niveles en su sitio me ha costado muchísimo tiempo. He necesitado, además, otros hábitos que pueden reestructurar el cerebro superior como meditación o yoga. Además, los efectos son muy, pero que muy lentos. Lo que si puedo afirmar que en mi caso, cada día me noto un poquito mejor. Incluso han desaparecido los periodos de crisis donde no era capaz de hacer absolutamente nada. El problema es que tendemos a olvidar lo malo y al ser un proceso lento olvidamos cuando estábamos peor[95].

---

[95] Si quieres profundizar en este tema puedes visitar http://www.lavanguardia.com/lacontra/20120206/54250340177/irina-matveikova-tenemos-dos-cerebros-cabeza-estomago.html.

Mis efectos favoritos

Estos son los que yo he vivido en mis propias carnes o con gente muy cercana a mí y que me han impactado.

¿Piel atópica? No, gracias

Lo mío empezó por una pequeña mancha roja en la cabeza. Luego se fue convirtiendo en un ejército de manchas rojas que al día de hoy ha desaparecido completamente. Los dermatólogos, lo calificaban como piel atópica y la asociaban al estrés. A estas manchas les acompañaban descamaciones que tachaban de «piel muy seca» y que trataban con glicerina y cremas con corticoides. El caso es el de siempre, tapar y eliminar el síntoma de algo que no es más que una luz de advertencia que producimos para que nos demos cuenta de que existe otro problema mucho peor: que estás envenenando tu cuerpo y que este ya no sabe que hacer para que te des cuenta.

Hola amiga «psoriasis»

Desde que recuerdo siempre he tenido *psoriasis* en los codos. Mi madre me decía que era «de estudiar» porque mi padre también los tenía y estudiaba mucho.

Con el tiempo también me aparecieron en los talones y además con grietas preocupantes.

Cada vez que visitaba a mi *doctora* me daba alguna que otra pomada con corticoides que unas veces iba y otras no. Siempre me decía que el culpable era el estrés. Pues no, y sí. No, porque realmente el problema viene de un intestino enfermo y sí porque el resultado de ese intestino enfermo es un estrés continuo. Cuando estuve comiendo batidos desapareció totalmente y... adivina cuando volvió: exacto, con el trigo. Por mucha meditación y deporte que hagas, parece no mejorar nunca.

Deficiencia de vitaminas y minerales

Cuando el médico te dice:
-Tiene usted deficiencia de vitamina B12.
Solución:
-Tome usted vitamina B12. ¡Siguiente!
Bueno, empezamos otra vez a parchear.
Es posible que tengas problemas con la vitamina B12 o con otras vitaminas y minerales, pero tomar suplementos no es la solución. Puede ser algo puntual, mientras arreglas el problemas, pero tienes que arreglarlo no parchearlo.
En el caso de la falta de vitamina B12 puede provocar otras cosas como sangrado de nariz, etc, etc y todo puede venir por la mala absorción de los nutrientes por el intestino.

Hola, amiga insulina

Nos siguen engañando; la asociación de *amigos* del corazón, los *especialistas* de la salud y gobiernos siguen recomendando comer trigo (a ser posible integral[96]) en las dietas de los diabéticos. En estas aparece por todas partes el trigo, pero sin embargo no hay azúcar (salvo en las galletas tipo María; esa va con trigo y azúcar —toma ya—). Cosas como «cereales de desayuno», biscotes integrales, pasta y pan están en la lista de alimentos óptimos para diabéticos. Tengo una amiga cuya madre (que quiero un montón) no come dulce. Está super delgada, hace ejercicio y tiene el azúcar por las nubes. Eso si «la tostada por las noches es perpetua». Tengo a otra amiga que después 30 años le han dicho que su problema de diabetes tipo 1 ha podido ser por el gluten. ¡30 años han tardado! Por lo menos su doctor se ha dado cuenta.

---

[96] Luego dirán que ellos se estaban refiriendo al trigo de la antigüedad, molido en molino, con su germen y ecológico. Ya verás.

Buenos días, cerebro

¿Conoces esa sensación de levantarte con el cerebro dormido y que vas arrastrándote a la cocina a preparar café y hasta que no hace efecto no eres una persona sino un zombie?

Pues esto se acabó (siempre que duermas tus horas[97], claro). Mi mujer uno de los primeros síntomas que notó (después de la desaparición de la hinchazón de la barriga «cervecera») fue ese. Yo, simplemente ya no necesito café.

Articulaciones

Mi hermana, dejó el trigo y lo primero que notó fue que dejó de dolerle la cadera. Entonces investigamos y resulta que es una de las dolencias que empeora el gluten. A mí me desaparecieron completamente los síntomas del Túnel Carpiano y el dolor en general de las articulaciones (sobre todo en los talones y los dedos). Parece que el gluten de trigo es el responsable de enfermedades como la artritis.

---

[97] Los bebés duermen unas aproximadamente 17 horas al día.
Con 18 meses son unas 14 horas.
Con 4 años se tiende a dormir 12 horas
A partir de los 10 años las horas de sueño bajan hasta las 10 horas (así que cuando van al *cole* suelen ser zombies).
Como adultos, la mayoría necesitamos entre 7 y 8 horas, que se continúan reduciendo según continuamos envejeciendo.
A pesar de todo lo indicado, no pueden establecerse un número total de horas de sueño, ya que hay personas que necesitan un determinado número de horas, y otras algo más.
Un artículo publicado en el Wall Street Journal informa de las ventajas de dormir siete horas, respecto a ocho, según un estudio realizado por la American Cancer Society tras estudiar los hábitos de más de un millón de pacientes. Mientras, la National Sleep Foundation de Estados Unidos indica que no hay ningún número mágico al respecto.
A mí lo que me parece mejor es ajustar tu sueño de manera que no necesites despertador. Eso creo que es lo mejor.

Aftas

Cuando me salían aftas, yo bebía zumo de naranja a base de concentrados. ¡Que iluso! Las llagas en la boca pueden estar relacionadas con deficiencias en ácido fólico, vitamina B12, estrés, enfermedad celíaca, sistema inmunológico débil, alteraciones digestivas como la intolerancia al gluten y a niveles altos de la Cándida en los intestinos[98].

Sobre todo: cansancio extremo

Otro gran problema que sufría era que, desde que tengo uso de razón, siempre he estado cansado. Y la solución no fue otra que dejar el trigo. Esa sensación era agobiante; no me importa sacrificar toda la pasta y pizza del mundo por no volver a tenerla.

Abran paso o no respondo

Muchas veces, me pasaba que tenía que ir al servicio sí o sí. De estos he conocido montones de casos. Gente que lo describe como ácido o fuego en el culo. Es parar donde sea, pero ya. Si es producido por el trigo, suele desaparecer casi al momento de dejarlo. Cuidado porque si no se ataja, se agrava y puede convertirse en el síndrome de intestino irritable o en cosas peores.

Así que ansiedad, depresión, cansancio extremo, colitis y psoriasis. Como para ser un triunfador en la vida. Con razón me costaba concentrarme.

---

[98] La Cándida es otra para echarle de comer aparte. Luego la veremos más detenidamente.

El resto

-Acidez
-Aftas
-Alopecia por zonas (areata)
-Anemia
-Angina
-Asma
-Bajo peso
-Canas prematuras
-Cansancio excesivo
-Colitis y Crohn
-Deficiencia de ácido fólico
-Deficiencia de vitamina B12
-Deficiencia mineral
-Depresión
-Dermatitis
-Diabetes de tipo 1 y 2
-Diarrea crónica
-Discapacidad intelectual
-Dolor abdominal
-Dolor de cabeza recurrente
-Dolor de pecho
-Dolor de vesícula biliar
-Enfermedad renal
-Envejecimiento prematuro
-Epilepsia
-Estreñimiento
-Fibromialgia
-Hemorragia de nariz (falta de vitamina K)
-Hemorragia digestiva
-Hemorroides
-Hipertensión
-Hipertiroidismo
-Hipotiroidismo

-Indigestión (vómitos, flatulencia, dolor de barriga)
-Inestabilidad emocional
-Infertilidad
-Lesiones del esmalte dental
-Lupus
-Mala absorción intestinal
-Mareo
-Migrañas
-Nerviosismo
-Neuralgia
-Problemas en la piel
-Sinusitis
-Sobrepeso
-TDA/TDAH (Trastorno de atención e hiperactividad)
-Trastornos de la alimentación
-Trastornos inflamatorios intestinales
-Ulcera gástrica
-Urticaria

Salidas alternativas

Otra forma que tiene el intestino para eliminar las toxinas cuando no puede más es servirse de órganos como, por ejemplo, la piel para que le ayude. Entonces es cuando surge la dermatitis, psoriasis, acné, piel atópica, manchas... que hasta en un 80% es producido por un intestino enfermo. Eso es por lo que las cremas muchas veces no funcionan y cuando funcionan pueden ser hasta peor porque impiden que el intestino expulse la suciedad. Incluso se dan casos de heridas (sobre todo en las piernas) que no cicatrizan nunca, y es posible que sea porque el intestino está sacando en forma de pus toda la suciedad que puede.

Inmunidad

Nuestro sistema digestivo representa el 70-80% de las defensas totales. Si uno come mal, tiene mucho estreñimiento o gastroenteritis, infecciones, o toma antibióticos, tiende a constiparse más. Si, se que puede parecer incongruente pero, los antibióticos se usan normalmente para matar las bacterias. Recuerda que nuestro intestino está compuesto, básicamente, por bacterias. Tomando antibióticos matamos una gran parte de las bacterias buenas además de las malas. Esto hace que nuestro sistema inmune se venga abajo.

Te puedo decir que el número de constipados y gastroenteritis se me ha reducido a cantidades mínimas (este año un mini constipado de una noche). Además, la duración y la intensidad de estas enfermedades ahora son mucho más pequeñas.

Antes de tener que llegar a los antibióticos, intenta solucionarlo manteniendo tu intestino en buen estado. Pero si te constipas, hay remedios naturales como la cebolla rallada con miel (cruda), o el ajo, que actúan como antibiótico natural y no destruyen tu flora. También tienes antibióticos naturales como la equinácea que te pueden ayudar en los problemas con tus defensas. Ya depende del grado de infección. Por desgracia, algunas veces no hay más remedio que acudir a los antibióticos. Sobre todo, cuida de tu intestino para que vuelvan a restablecerse las defensas.

Es recomendable tomar probióticos (más aún) cuando tenemos que tomar antibióticos o si tienes problemas en tu intestino. El kéfir puede ayudar bastante en cualquier proceso donde el intestino esté inflamado.

Algunas personas me dicen que ellos ya toman yogures. El problema es que los yogures industriales no son los más adecuados porque están hechos con leche UHT y esterilizados de nuevo para pasar demasiado tiempo en una estantería refrigerada comiéndose las bacterias unas a otras por falta de alimento. Las bacterias de los yogures necesitan alimento constantemente y cuando terminan con la leche que hay en el yogurt empiezan a comer otras bacterias y se reduce mucho el beneficio de estos.

Esta es la lista de los 10 alimentos con más probióticos (bacterias beneficiosas):

- Kéfir de cabra (mejor ecológico)
- Chocolate negro puro
- Chucrut y kimchi
- Pepinillos
- Té de kombucha
- Sopa de miso (no se puede hervir)
- Tempeh
- Yogur (artesano y mejor de cabra)
- Micro algas (Chorella y Espirulina)
- Quesos blandos

También tienes los suplementos de probióticos que puedes encontrar en las tiendas de dietética.

Otros alimentos prebióticos que mantienen en forma tu intestino:

- **Vegetales de hoja verde**.
- Linaza
- Cáscara de Psyllium
- Melaza de caña cruda
- Arroz integral
- Quinoa
- Mijo
- Amaranto
- Sorgo
- Miel cruda
- Trigo sarraceno

- Avena
- Alcachofa
- Ajo
- Cebolla
- Puerros
- Bananas
- Granadas
- Bayas
- Lentejas
- Garbanzos
- Habichuelas
- Otras frutas y verduras

Mi cándida manda

Llegará un día en el que los hongos dominarán el mundo.

Mi padre

Ante todo, tienes que saber que la candidiasis intestinal no existe como enfermedad para la medicina. De hecho, han expulsado a algunos médicos por tratarla. Supongo que es cuestión de tiempo, igual que cuando expulsaron al doctor Ignacio Felipe Semmelweis por lavarse las manos antes de operar[99].

¿Pero que es la cándida?¿Yo la tengo?

Si, tú la tienes, y yo también, y todos. Es un hongo que vive en nuestro cuerpo poco después de nacer y que es beneficioso porque mantienen el PH, absorbe metales pesados, deshace los hidratos de carbono, da de comer a la flora, etc. Se alimenta de azúcar y carbohidratos refinados y no la destruye el agua del grifo ni los antibióticos. Así que cuando hay un desequilibrio en la flora intestinal, la cándida se multiplica muy rápido y empiezan los problemas y aparecen en la boca como llagas y en los bajos (de hombres y mujeres).

Cuando esto ocurre suele haber depresión, ansiedad, estrés, ganas de comer bollería y otros dulces, dolores de cabeza, problemas de memoria y otros síntomas comunes con el

---

[99] En octubre de 1846, el doctor Ignacio Felipe Semmelweis, tras observar la muerte de mujeres en las maternidades después de ser atendidas por doctores que provenían de las morgues, dispone de un lavatorio para el aseo de manos del personal médico. La medida será curiosamente criticada y denostada, y terminará con la destitución del doctor Semmelweis. Sin embargo, con los años se impondrá su postura entre la ciencia médica, principalmente por sus buenos resultados.
Fuente: https://es.wikipedia.org/wiki/Higiene_de_manos

gluten del trigo. Muchas veces el diagnóstico es de fibromialgia y es entonces cuando nos recetan antidepresivos y anti inflamatorios (que fastidian más al intestino). Parcheando de nuevo.

El tratamiento que devuelve el equilibrio se basa, fundamentalmente, en dejar los azúcares, harinas y levaduras durante un tiempo y cuidar de nuestro intestino. También se habla bastante del bicarbonato como solución al mismo tiempo que la dieta. Lo complicado es que la cándida exige alimento y te apetecerá constantemente comida basura.

A pesar de no ser una enfermedad grave, la candidiasis, con el tiempo, se hace crónica y, al igual que el gluten, acaba haciendo al intestino permeable. Además genera toxinas que tienen que ser atacadas por nuestro sistema inmune con lo cual todo el ciclo es muy parecido al del trigo.

Según muchos naturópatas, de momento, la mejor prueba para saber si tienes candidiasis intestinal es escupiendo en ayunas en un vaso de cristal con agua mineral y ver como evoluciona el escupitajo en la siguiente media hora. Si la saliva se queda flotando y el agua queda clara lo más probable es que no haya infección; pero si empieza a formarse una especie de raíces, o el agua se vuelve turbia o/y baja hasta el fondo es posible que tengas exceso de cándida[100]. Además, cuando hay infección, es muy probable que tu lengua tenga siempre una capa blanca cubriéndola.

Es posible que si hace mucho tiempo que tienes candidiasis intestinal también tengas colon irritable (cosa que no tiene por qué ocurrir al contrario).

Cuidado con los engaños de los etiquetados. El azúcar es la compañera del trigo y domina los supermercados.

---

[100] No funciona en el 100% de los casos porque algunas veces da falso negativo pero es la prueba más fiable y barata. La prueba se basa en que la cándida pesa más que el agua.

¿Han desayunado tus defensas?

Imagina que tienes una fábrica de yogures y un día viene uno de tus empleados, que es un genio del marketing, y te dice: «Podríamos hacer yogures más pequeños y venderlos más caros». Imagina que lo fabricas y que, al principio, no funciona. La gente piensa que es lo mismo pero más caro y no cae en la trampa. Entonces, otro día, viene el genio del marketing y te suelta: «Ese frasco de yogurt que hemos creado es tan pequeño que se parece mucho a un medicamento, podríamos añadirle vitamina B6 y entonces hacer que la gente piense que es como un medicamento para que lo consuman todos los días y que crean que gracias a él pueden aumentar sus defensas.» ¿Crees que funcionaría? Pues es exactamente lo que han hecho las industrias lácteas con ciertos yogures.

Y nosotros, vamos… y nos lo creemos. Y nos dicen que ayuda al sistema inmunitario, y nos lo creemos. Pero claro, en letra pequeña te dice que contiene vitamina B6 y que la vitamina B6 podría, de alguna manera, contribuir a las defensas.

Estos productos son simplemente uno de los mayores engaños de la industria alimentaria. Un simple plátano, proporciona más vitamina B6 que la vitamina que aporta un caro y pequeño yogurt en forma de medicamento de estos «genios del marketing». No es que sea perjudicial, es que es tirar el dinero. Las empresas alimentarias se ríen de AUTOCONTROL[101] y se ríen del mundo entero mientras se llenan los bolsillos engañando a la humanidad.

Aquí te voy contar algunos de los alimentos que crean estos genios y que te pueden hacer pensar un rato. También

---

[101] Asociación para la Autorregulación de la Comunicación Comercial

hablaremos de como han conseguido *mejorar* alimentos para hacerlos más apetecibles pero menos saludables.

El maíz es nuestro amigo, ¿o no?

Se que en la primera parte hablaba bien del maíz. Que si era nuestro amigo y que si tal y cual. Realmente, cuando te quitas del trigo, te quedan pocas cosas cuando sales a tomar algo salvo el maíz, el arroz y las patatas. Puede que si no eres de México no lo sepas, pero hay tres variedades de maíz: el blanco, el amarillo y el azul. Precisamente ese maíz azul es el realmente interesante por su bajo contenido almidón y alto contenido en nutrientes y antioxidantes. A lo mejor tampoco conocías que el maíz original hace 7000 años tenía unas mazorcas que no llegaban a 3 centímetros y sus granos se parecían mucho al arroz. Después de muchas selecciones, algunos híbridos y modificaciones genéticas también está cuestionado. Desde luego, el maíz actual no es un alimento «excelente» y basar una dieta en él no parece muy adecuado.

Supongo que sacarlo de nuestra dieta depende de cada persona. Jean Seignalet recomienda en su régimen eliminar el maíz, el trigo, el centeno, la cebada y la leche. A mí me parece que es un poco duro en estos días pero, algunas veces, puede ser interesante saber el listado de alimentos que pueden provocar la inflamación del intestino.

Margarina

Que la margarina fue ideada para engordar a los pavos es algo que mucha gente conoce por internet, pero que eso es falso no está tan extendido. Es mucho más efectivo y barato engordar a los pavos con trigo o maíz que con cara margarina, te lo aseguro. Parece ser que realmente se creo para sustituir a la mantequilla en Francia sobre el 1860 para alimentar a las tropas y a las clases sociales bajas. Ten en cuenta que la mantequilla se enrancia antes.
Incluso los señores de la OMS han admitido que es peor que la mantequilla. Pero los productores le dan la vuelta, le

añaden omega-3 y otras chorradas, como reductores del colesterol y parece que lo mejor del mundo es comer margarina (y lo han conseguido porque mucha gente piensa que la margarina es un reductor del colesterol). Pero la margarina se basa en hidrogenar aceites lo que hace imposible que sea beneficiosa por naturaleza. Así que si tienes que elegir elige a la mantequilla (o mejor a ninguna de las dos y echa un chorrito de aceite virgen de oliva crudo).

Jamón, jamón

Para mí es el que más rabia da, pero no es el único. Las industrias alimentarias usan la sal nitro (e252)[102] y el nitrito de sodio (e250) como si fuera sal común. Lo encontrarás en todo tipo de embutidos, carnes y derivados. Es tremendamente difícil evitarlo. Recientemente, la OMS, ha puesto en jaque a las industrias cárnicas diciendo que comer carne a diario, sobre todo cuando todas vienen tratadas con esos productos, puede producir cáncer de colon. Básicamente, lo que hacen es curarse en salud y poder decir en el futuro: «nosotros lo advertimos».

Al día de hoy aún quedan algunos jamones *limpios*. Lee las etiquetas. No te creas que afecta solamente al jamón en lonchas. De hecho, el jamón de Trevélez, que también lo venden en lonchas, suele estar sin esos conservantes. Son los números mágicos: e250 y e252[103].

Sandwich de Mercurio

El atún es un pez que puede vivir hasta 15 años y pesar hasta 250 kilos, por lo que suelen acumular una cantidad muy

---

[102] Nitrato de potasio.

[103] El jamón de Joselito tampoco tiene estos conservantes (yo no he podido probarlo nunca así que no se si están buenos ;) y seguramente muchos otros artesanos tampoco los tengan. Aquí hablo de los jamones que se venden en los supermercados y charcuterías de forma habitual. La solución siempre es leer y preguntar.

grande de mercurio. Con cada sandwich de atún hay una ración extra de mercurio que te llevas gratis. Recientemente, han aparecido nuevos estudios independientes donde se baraja que el omega-3 que contienen estos peces puede contrarrestar los efectos del mercurio. De todas formas, la caballa tiene los mismos beneficios que el atún y presenta mucho menos mercurio en el análisis. Además, es complicado que yo pudiera pescar un atún por medios propios. Aquí aplico la regla de los supervivientes de intentar comer cosas que yo mismo pueda conseguir.

El alimento más tóxico del mundo

A ver si lo adivinas, es algo que recomiendan todos los *expertos* en la salud para reducir el colesterol por su contenido en omega-3 pero que realmente no tiene nada de omega-3. Al contrario, es uno de los peores alimentos que puedes consumir.

Y el ganador es… el salmón de acuicultura. Por lo visto, lleva el contenido más altos en contaminantes, antibióticos y de Etoxiquina, un pesticida de nuestros queridos amigos de Monsanto que se incluye en el pienso que se fabrica para alimentar peces y otros animales[104].

Podemos añadir todos los peces procedentes del mar Báltico, uno de los mares más contaminados del mundo. Además puedes poner detrás a la panga, otro de los pescados más contaminados. Yo, particularmente, he eliminado de mi lista cualquier pescado de granja, a no ser que venga de la acuicultura ecológica. Si quieres comer salón, debería consumirlo salvaje siempre que puedas. (Busca si puedes en Internet un documental de la 2 muy interesante sobre el tema.)

---

[104] Yo comprendo que te puedas equivocar porque constantemente se descubre cosas nuevas, pero que te lo calles cuando sabes que es algo perjudicial no lo veo justo. Igual que se recomiendan cosas cuando se descubren que son buenas se deben dejar de recomendar cuando se sospecha o se sabe que ya no lo son tanto.

Curiosamente, mientras escribo esto, me he dado cuenta de que la composición de los palitos de cangrejo (surimi) se ha modificado. Verás que ahora (Pescanova por lo menos) especifica de dónde viene el pescado (cuando le preguntaba a mi padre siempre me decía que los fabricaban a base de petróleo). Parece que la gente se va concienciando.

Un buen zumo de frutas para desayunar

¿Sabes qué desayunaban antes los chinos o los japoneses? Pues básicamente, lo mismo que comen: arroz, sopa de miso o fideos. Claro que hablamos de hábitos anteriores 1900, ahora ya la leche, el zumo y el pan han ido ganando adeptos porque la publicidad hace estragos alimenticios a nivel mundial. Se piensa que beber un zumo es estupendo, pero no lo es tanto. Primero, porque la mayoría de zumos que hay en el mercado tienen una composición muy parecida (a veces peor) que los refrescos: porque la mayoría están llenos de azúcar y/o edulcorantes artificiales[105] y porque nunca equivalen a una pieza de fruta ya que apenas llevan fibra. En conclusión: si te gustan los zumos mejor que los fabriques tu mismo, aprovechando todas las partes de la fruta (siempre que se pueda) y poco más.

Miel procesada

¿Has notado que cuando digo miel pongo cruda a continuación?
La miel que se vende en los supermercados suele estar procesada. Esto significa que después de recoger la miel la someten a cambios de temperatura. Esto hace que las

---

[105] Algunos de ellos son de fruta 100% que no provienen de concentrados y que simplemente llevan fruta, pero ya te digo que no revisamos las etiquetas y que echamos en la cesta lo primero que encontramos o nos hacen ver. De todas formas, la fruta es un alimento concebido para tomarlo completo: intenta buscar fruta batida, no exprimida.

propiedades de la miel se reduzcan a cero patatero y convierte la miel en azúcar puro. Así que si crees que la miel que no es cruda es buena para algo estás en lo cierto: es buena para aumentar el azúcar en la sangre, porque es azúcar y nada más. Busca siempre que puedas miel CRUDA. Lo notarás porque además el precio varía mucho. Lo mismo se aplica a todos los edulcorantes. De todas formas, a pesar de que la miel cruda es un buen alimento, hay que tomarla con moderación porque en su forma natural, cuesta unos cuantos picotazos conseguirla y seguro que te lo pensarías dos veces antes de meter mano en un panal de abejas.

Aceite de oliva, girasol, soja, canola...

Eh! ¿Cómo? Pero si dicen que el aceite de oliva es muy bueno. Pues verás, el aceite de oliva o de cualquier otra semilla que está procesado y pasa por altas temperaturas y se convierte en aceite menos bueno. Por ejemplo, el aceite de coco virgen es estupendo pero el procesado no lo es tanto. Lo mismo pasa con el de oliva. El aceite virgen es el que se supone que no ha sido alterado mediante temperatura o productos químicos. La industria se aprovecha de los alimentos que se ponen de moda y llena el mercado con versiones baratas o *especiales*[106] y que a la larga pueden resultar perjudiciales.

Lo que quiero decir con este párrafo es que no te lo creas todo y que leas bien las etiquetas para ver como se han extraído los aceites que consumes. Lo mismo le pasa, por

---

[106] El aceite de girasol alto oleico puede sonar estupendamente. Pero realmente está hecho con una semilla de girasol modificada genéticamente para que tenga mayor contenido en omega-9. Otra vez empezamos mal. Por cierto, debido a que extraer el aceite de girasol mediante procesos mecánicos solo aprovecha un 30% de producto (frente al 70% que se obtiene mediante altas temperaturas) no encontrarás en el mercado (aunque lo hay en las tiendas de productos ecológicos) aceite virgen de girasol. Mejor aceite de girasol sin alto oleico. ¡Dejen de tocarles los genes a los productos por favor!

ejemplo, a los edulcorantes. No es lo mismo consumir melaza de caña que azúcar de caña, o agave crudo que agave procesado. Igual que influye si el producto ha sido manipulado genéticamente o no.

Agua del grifo

¿Adivina para que se usa el cloro? Pues para destruir bacterias. ¿Y de que hemos visto que está compuesto nuestro intestino? Pues sí, de bacterias. Con el cloro se matan las bacterias malas pero también destruye a las beneficiosas. El agua del grifo está tratada con cloro y tiene ese efecto mágico de cargarse nuestra flora intestinal. En mi casa, el agua del grifo huele a lejía. El agua mineral es mucho más interesante, en casa bebemos de la osmosis. El agua del grifo no me convence (Además en mi ciudad sabe a lejía).

¿Y de la leche que me dices?

Pues de la leche… un par de capítulos.

PELARGON era la leche

Recuerda que, cuando era pequeño, mi madre no me dio pecho. Bueno, me dio pero fue muy poco, porque gracias a un consejo de un familiar *listillo* empezó a darme biberones para alternar. Y yo, que siempre he sido un fanático de hacer las cosas fáciles, le dije a mi madre que el pecho era demasiado soso y complicado (se lo dije a bocados y arañazos que era como podía). Entonces ella, muy amablemente, dejó de dármelo. Era imposible competir contra tantas exorfinas.

En 1944, Nestlé comenzó a vender PELARGON en España, sus componentes: Leche de vaca en polvo, con harina y azúcares añadidos (dice la etiqueta) hacían que la leche materna fuera algo insulso. El poder del azúcar y el trigo ganaba por goleada.

Sustituir la leche materna por leche de farmacia es un grave error (a no ser que sea por motivos médicos o fuerza mayor[107]) porque la composición química de la leche materna (además de aportar probióticos[108] y prebióticos[109]) se parece más al zumo de uva que a la leche de vaca y, por

---

[107] Te puede parecer una frase un poco obvia, pero hasta hace poco, algunas marcas de leche recomendaban no dar el pecho y usar directamente la leche de bote para evitar que nuestro bebé pudiera ser celíaco. Son buenos estos tipos¿eh? Afortunadamente ahora ya dicen lo contrario. Eso sí, en letras pequeñitas, no sea que alguien pueda leerlo a primera vista.

[108] Probióticos son las bacterias del intestino que se encargan de digerir los alimentos.

[109] Prebióticos son el alimento de esas bacterias. Nosotros no podemos digerirlas pero ellas sí.

entonces, la leche infantil se componía básicamente de leche de vaca (que es algo lógico si eres un ternero).

La leche materna no se puede imitar. Está diseñada para nosotros e incluso cambia según el lactante y la época del año. De hecho, si tienes gemelos y cada uno se amamanta de un pecho, cada pecho tendrá un tipo de leche distinta.

Tu dirás que es algo normal (que sea cotidiano no es lo mismo que normal) pero… ¿te has fijado en como ha cambiado la composición de la «leche» preparada infantil?
En principio, nadie ha tenido narices de copiar exactamente la leche materna. Si miras bien verás que tiene leche desnatada y sin lactosa (vamos que es casi agua) porque la leche de vaca tiene demasiada lactosa y grasa… ¿O no? Pues va a ser que no. Es al revés: la leche materna tiene más grasa y lactosa que la de vaca. Pero entonces, ¿por qué la desgrasan? ¿Por qué la semi y la desnatada? Pues vete a saber. Desde que se extendió la moda de que la grasa era mala le quitan la grasa a todo[110].
Pero entonces, ¿por qué ponen leche?
Pues porque las madres del mundo no le darían (de momento) a su hijo agua con aceites vegetales y pescado con fermentos, que es básicamente lo que lleva esa leche. Esa es la frase clave que nos han taladrado: «si tu bebé NO bebe leche morirá». Me parece un juego muy cruel. Es cierto que los niños deben beber leche materna, es cierto que las leches de sustitución han salvado vidas a pesar de fastidiar la salud del niño, pero madres que podían haber dado de mamar a sus hijos han caído en la trampa de estas empresas y se han finiquitado el intestino de su hijo por darles leche industrial sin necesidad.

---

[110] Además la leche de vaca tiene tres veces más calcio que la leche materna y sin embargo los niños alimentados con leche de vaca en lugar de materna tiene más problemas por falta de calcio.

Sin embargo, la evolución de la leche hacia quesos y yogures son interesantes porque contienen bacterias que han hecho parte de la digestión por nosotros y que encima son amigas de nuestro intestino.

Olvida todo lo que se anuncie como «sano» y «desayuno de las defensas», de verdad que eso simplemente es publicidad engañosa y una manera de vender un yogurt más caro en un tarro más pequeño. ¡Que nadie te diga lo que es sano en un envoltorio! Además, hay un pequeño problema que no explican de los yogures: Si primero la leche (que lleva antibióticos) la calientan y le fastidian la mayor parte de los nutrientes y luego lo llenan de bacterias beneficiosas y se vuelve a aplicar calor para eliminar las bacterias... ¿Qué queda en el tarro? Pues apenas nada. Intenta fabricar tu propio kéfir y verás que cambio[111].

¿Soy alérgica a la lactosa? Pues va a ser que no

Pues no. Lo que eres es adulta. Crece. Has tenido la mala (o buena) suerte de no tener el gen de la lactasa activo.

Hasta hace más de cinco mil años nadie podía digerir la lactosa después de perder los dientes de leche. Entonces apareció una mutación genética en ganaderos del norte de Europa (y se extendió como la pólvora) que mantenía al gen que fabrica la lactasa en funcionamiento. Esta mutación permite digerir la leche siendo ya adulto. Se calcula que lo poseen entre el 60 y el 90% de la población Europea (si barajan esas cifras me da que no tienen ni idea realmente —porque está entre la mitad y el total—).

¿De donde saco el calcio entonces?

Europa, Canada, Estados Unidos, Australia y Nueva Zelanda son los mayores consumidores de productos lácteos y los que más casos de osteoporosis tiene.

---

[111] Si no puedes fabricarlo puedes probar con kéfir ecológico de cabra (por lo menos a mí, es el que me funciona).

Hay una palabreja llamada biodisponibilidad que es importante que sea alta en los alimentos. Veamos qué quiere decir con un ejemplo:

La leche materna tiene menos minerales que la leche de vaca, pero nosotros sacamos más provecho de esos minerales de la leche materna porque los absorbemos mejor (eso es la biodisponibilidad). Muchos alimentos que tienen menos cantidad de ciertos nutrientes a nosotros nos van mejor que otros que tienen mucha cantidad de esos nutrientes pero peor biodisponibilidad.

El calcio lo obtienes de los vegetales de hoja verde, cuanto más oscuro mejor, y lo fijas con vitamina C. Así que, por ejemplo: haz ensaladas de verdes variados y ponle frutos secos, que también llevan calcio, tomate que tiene vitamina C y aliña con limón.

Pues si no quieres leche.. ¡toma soja!

En Estados Unidos (en España mucho más tarde), se dieron cuenta de que la leche de vaca no estaba hecha para los humanos, y mucho menos para los adultos sin dientes de leche. Esto desembocó en intentar llevar a la gente y el negocio hacia la leche de soja.

Debido a la gran comida de tarro con el tema de la leche, vieron negocio en un invento chino que data del 202 antes de Cristo: la leche de soja. Esta no empezó a usarse hasta 1800 cuando se dieron cuenta de que calentándola sabía mejor y era más fácil de digerir. Pero claro, entonces llega la industria y mueve todo hacía la leche de soja y derivados y además se «mejora» genéticamente para hacerlo resistente y más productivo[112]. Cuando empiezan las mejoras hay que ponerse a temblar. Y si empiezan a decirte una y otra vez que algo es sano: ¡cuidado! lo más seguro es que no lo sea tanto.

El caso es que no lo tienen claro, por una parte unos dicen que provoca infertilidad, otros que es buena para la fertilidad. Parece que la soja lleva unos anti-nutrientes que hacen que solamente sea beneficiosa cuando pasa por un proceso de fermentación y se convierte en alimentos como el Temphe.

Solución

Bebe leche de avena, arroz, quinoa, nueces, o avellanas… Hasta la fecha (Junio de 2016) nadie las ha puesto en duda. O incluso mejor, deja de intentar sustituir la leche con bebidas blancas similares, de verdad que no te hace falta. Nos han comido tanto la cabeza diciendo que la leche es

---

[112] Gracias señor Monsanto por fastidiar otro alimento. Ya van quedando menos.

fundamental en la vida que parece que si no bebes leche te va a pasar algo. Es cierto que la leche es fundamental, pero la leche materna cuando eres un bebé. También es cierto que te va a pasar algo, pero algo bueno. Y si no me crees, aquí tienes otro ejemplo:

«El principal efecto de la deficiencia de calcio en la dieta es la osteoporosis, pero contra todas las previsiones estudios recientes han demostrado que, paradójicamente, la osteoporosis es mucho más frecuente entre las poblaciones que tienen alto consumo de leche y lácteos (y en general un elevado aporte de calcio en su dieta).

Por ejemplo, los bantúes una etnia sudafricana, que lleva una dieta baja en proteínas y una ingesta de calcio discreta (de 200/300 mg. de calcio al día, cerca de la mitad o un tercio de lo que consume un norteamericano promedio) no presentan casi osteoporosis, a pesar de que las mujeres usualmente dan a luz varias veces y amamantan a los niños por varios años. Pero cuando estas mujeres migran a los Estados Unidos y adoptan la dieta norteamericana desarrollan osteoporosis, aunque no tanto como las mujeres caucásicas ó asiáticas.

Los esquimales, por el contrario, llevan una dieta rica en proteína y en calcio (2500mg. al día) y sin embargo presentan uno de los niveles más altos de osteoporosis en el mundo.

Otro caso bien conocido es el de los chinos: cuando los chinos introducen la leche en su dieta se genera un aumento en la incidencia de la osteoporosis, esto ocurre a pesar de que los chinos que beben leche tienen una ingesta mayor de calcio que aquellos que no toman leche.

Esta paradoja puede ser explicada por la pérdida de calcio generada por la acidez que produce la ingesta de las proteínas lácteas y cárnicas: el cuerpo contrarresta la acidez liberando minerales de los huesos en el torrente sanguíneo y el riñón los expulsa posteriormente por la orina. Este efecto se ha observado para todas las personas que sin haber tomado nunca leche, de repente comienzan a tomarla, como lo demostraron los trabajos de los doctores Hsiu y Fun, de las universidades de Taipei y de los Ángeles.»[113]

Te cagas.

También se dice que la causa es la pasteurización, pero sobre todo el UHT porque parece que hace que no podamos absorber el calcio de la leche, lo cual no ocurría antes, cuando se tomaba la leche directamente (aunque la salmonela y otras amigas estaban felices a sus anchas). De todas formas los estudios, como siempre, se contradicen. Aunque muchos prefieren la pasteurizada porque se supone que se parece más a la leche cruda[114]. Yo pienso que cuando alimentas una vaca con maíz o vacas muertas, en lugar de hierba, no puedes sacar cosas buenas de ella.

---

[113] http://www.ecoosfera.com/2013/09/el-tratamiento-natural-de-la-osteoporosis-la-leche-y-el-calcio-iviv/

[114] Como te dije, a mí la leche fresca es la única que parece que no me sienta mal.

Los trece jinetes del Apocalipsis

A continuación te paso una lista con unos de los peores productos que puedes encontrar en tu lista diaria de la compra.

Son los básicos que encuentras en internet con algunos comentarios extra.

1. Benzoato de sodio (E211). Se usa en un montón de comida industrial y en algunas marcas de ibuprofeno, enjuagues bucales y jarabes para la tos. Mortal para perros y gatos incluso en pequeñas proporciones.
2. Aceite de canola[115]. Es my usado en la industria alimentaria. Ya nadie lo llama aceite de colza porque no hay muy buen recuerdo de ese aceite debido al envenenamiento masivo de 1981 a 20.000 personas y del que murieron unas 1.100[116]. Está aquí puesto porque no

---

[115] El término Canola viene de Canadian Oil Low Acid (aceite canadiense bajo en ácidos —concretamente ácido erúcico, que es tóxico en altas cantidades—). En realidad es aceite de colza, pero de una variedad modificada mediante métodos tradicionales para eliminar ese perjudicial ácido que hace que la colza no sea apta para el consumo humano. La información en internet es confusa, unos dicen que es transgénico y otros no. El aceite de canola está en un limbo muy grande; por una parte es buenísimo y por otra es malísimo. No tiene término medio. De todas formas la EU tienen aceite certificado orgánico con lo que parece, en principio, que no es transgénico, ya que no permiten productos ecológicos que hayan sido modificados genéticamente. También dicen que está muy procesado. Así que el resultado es un auténtico lío.

[116] El nombre de «enfermedad de la colza» no me parece muy adecuado, pero bueno. La curiosidad de este desafortunado caso, es que sobrevivieran, sobre todo, los fumadores por haber desarrollado una resistencia al nitrógeno tóxico debido a la nicotina.
https://es.wikipedia.org/wiki/Enfermedad_de_la_colza

por malo (que puede que lo sea) sino por confuso. Yo aquí habría puesto realmente al aceite de palma, sobre todo el que no viene etiquetado como «cultivo responsable» porque además de malo para la salud, está acabando con poblaciones de animales y personas, al de soja y al de maíz: malo para la salud y OGM. En resumen: hay que vigilar de cerca los aceites procesados por la industria para abaratar costes.

3. Glutamato monosódico (E620-E621) y otros (E622-637, 640, 650). Potenciadores de sabor. Está en todas partes. Sobre todo se usa mucho en la comida China[117].

4. Nitrato de sodio E250 y Nitrato de potasio E252. Estos son los reyes de las carnes procesadas. Están en todas partes y los consumimos a diario. La OMS advirtió de que su uso constante podía provocar cáncer. Osea que no es tanto la carne como el conservante. Por supuesto luego salieron con el rabo entre las piernas diciendo que no era para tanto.

5. Margarina. Como no iba a ocupar un buen puesto aquí también. Y ahora también le echan mantequilla. Es que ya no saben que hacer para meterla por los ojos. ¡Dejen de fabricarla ya por Dios!

6. Antiespumante E319, E491-E494 y E900a. Son derivados del petróleo y silicona y se usan en productos que alcanzan grandes temperaturas horneados o fritos. Seguro que los encuentras en algunos aceites de girasol «especial» para freír y de «semillas variadas».

---

117 El síndrome de restaurante chino conocido también como síntoma del glutamato monosódico, es una colección de síntomas que pueden incluir dolor de cabeza (migraña), rubor, sudor y sensación de presión en la boca o cara. Se tiene la creencia infundada de que el aditivo glutamato monosódico (GMS) es la causa, pero estudios científicos no han dado suficientes garantías de que sea el origen. El síndrome posee este nombre por estar asociado a la ingesta de comida preparada en los restaurantes chinos, donde el glutamato es un condimento frecuente. En la mayoría de los casos los síntomas no son graves y se pueden aminorar con la ingesta de Vitamina B6 antes de ser expuesto al glutamato.
Wikipedia: https://es.wikipedia.org/wiki/S%C3%ADndrome_de_restaurante_chino

7. Algunos antiaglomerantes (absorben la humedad). Los hay inofensivos: como el E500 y otros que no lo son tantos: E535-E538, E552-E556, E559, etc. Hay un montón y es complicado. Lo mejor en estos casos es leer en casa etiquetas y desechar los productos que lleven este tipo de aditivos.

8. Colorantes artificiales. Estos son los más cachondos porque a parte de ser un montón de ellos perjudiciales no son necesarios ya que no aportan sabor ni ninguna otra cosa salvo color. De aquí hay que sacar a la cúrcuma, que no solo no es mala sino que es un súper alimento E100ii. Me gusta especialmente la historia del colorante E111 (prohibido desde 1978) ya que se sacaba de las heces de algunos ratones en sus primeros meses de vida.

9. Algunos Emulsionantes (los emulsionantes sirven para que se puedan mezclar dos sustancias). Carragenos E407 (usado en muchos productos para niños) y polisorbatos E432-E436. Puedes que veas en listas por internet al aceite vegetal bromado (BVO), pero a no ser que vivas en USA o Canada no lo encontrarás más (pero ha estado permitido).

10. Edulcorantes artificiales: Aspartamo, sucralosa, sorbitol, sacarina, etc. Hay una gran polémica con estas sustancias. Se encuentran estudios que dicen que son cancerígenos y otros en los que dicen que no se ha demostrado. Lo que está claro es que no engordan. Pero no engordan porque el cuerpo no los reconoce como comida y los desecha. Es como comerse una bolsa de plástico y que estuviera dulce. Creo que hay falta de estudios al respecto porque a nadie le interesa estudiarlo y si lo han hecho no les ha gustado el resultado y lo han escondido como hacen siempre. Por si acaso, yo paso de comer más plástico[118]. Por cierto, recuerda que hay edulcorantes naturales como la stevia, el jarabe de arce, el agave y otros que cuando son procesados

---

[118] Ya me sobra con el de la transferencia que se supone que hace el plástico en la comida cuando se calienta en el microondas o se pone caliente en los recipientes de plástico de la comida para llevar.

pierden esa «naturalidad» y se convierten en azúcar (incluso pasa con la sal). Te lo digo por si acaso piensas que estás endulzando con algo bueno tu café y resulta que no lo es. Por ejemplo, la stevia que se ha usado durante miles de años es en hoja, no en mini pastillas. Aquí, como siempre, desde lo que es cuando empieza hasta en lo que se convierte hay un paso abismal.

En esta web: http://www.aditivos-alimentarios.com puedes buscar todos estos «prodigios» de la ciencia. Además, hay que estar al día y revisar cada cierto tiempo todas las etiquetas. Puede que a ti te den igual, pero a lo mejor tus hijos prefieren no consumirlos. A mí me hubiera gustado saber todo esto antes (puede que haya consumido caca de rata sin saberlo :D).

A todos estos, en el once yo le añadiría el azúcar. No porque en si sea peor o mejor sino porque está presente en prácticamente TODO, y porque es tan adictivo como el trigo. Es muy complicado dejar de tomar azúcar. Y si piensas que tu no la tomas, solo tienes que leer las etiquetas de los productos que compras diariamente. Puede que te sorprenda leer que casi todo lleva azúcar[119]. Si quieres evitar esos ataques de ansiedad puedes usar pasas o dátiles (pero asegúrate de que no llevan azúcar porque normalmente les añaden glucosa pura para conservarlos). Creo que no está aun traducida pero «That sugar film» es una película que te dará una idea (aunque en Estados Unidos la industria alimentaria está más espabilada que aquí —aunque nosotros llevamos un buen camino—).

---

[119] El consumo diario de azúcar de la población española, así como el de la europea (100 g/día), es casi dos veces superior a la cantidad diaria recomendada por la OMS.
Fuente: http://elpais.com/elpais/2015/03/04/ciencia/1425492900_302754.html

En el siguiente puesto, en el doce, una vez vistos los aditivos que aparecen en las etiquetas, tenemos otros silenciosos. Estos son de otro nivel, pero como siempre digo: «hay que ir paso a paso para no agobiarse». Primero están los pesticidas (actualmente el gobierno no les hace mucho caso). Están en todas las frutas y verduras que no son orgánicas. Así que, sin darte cuenta, cada día estás envenenando tu cuerpo con insecticidas un poquito. Por eso (y por otras bacterias que tienen naturalmente), recomiendan pelar y/o lavarlas bien. También hay recetas (curiosamente incluyen el bicarbonato) para desinfectarlas. En segundo lugar, y no menos importante, los agentes de recubrimiento que se usan en frutas y otros productos y que no aparecen por ningún sitio. Algunos, como la cera de abeja (E901), parecen inofensivos (que no se hayan encontrado efectos secundarios no significa que no los tenga). Lo que realmente asusta es que no informen de ello. Ponen los aditivos porque los consideran necesario (aunque realmente solo mejoran el aspecto) sin consultar ni informar. Vete a saber si mañana comiencen a usar alguno y no informen porque consideren que es inofensivo. De hecho, ya usan el E905 (recubriendo melones, papayas y aguacates) que es considerado peligroso y nadie se entera, ni lo ponen en ninguna parte. De verdad, a mí no me hace falta que una manzana brille mucho, lo que me gusta es que sepa a manzana. Y a las de antes, por favor. Dejen de ponerle añadidos a la comida sin decir nada.

Y para el trece final me dejo los OGM (productos modificados genéticamente). Estos silenciosos compañeros cada vez andan más en boga. Ya hemos visto todo lo que (hasta ahora) se sabe de ellos.
Aún no sabemos exactamente cuales son las consecuencias de las modificaciones genéticas en los alimentos. De momento ya vamos viendo algunas como las del trigo. El problema es que aún no lo han asociado porque es un efecto a largo plazo. Pronto, en algunas generaciones, veremos más efectos secundarios.

Algún día saldrá a la luz todo lo que Monsanto tiene guardado en la manga. Debido a que les sale más rentable pagar las multas y que nadie de la organización irá a la cárcel por ningún delito contra la salud pública, prefieren esconder todos los estudios negativos que tienen hechos sobre sus productos. Esperemos que entonces no sea demasiado tarde.

Resumen final

Tu doctor no irá a tu funeral, pero tú sí.
Oscar Sande
Biólogo y nutricionista

Mi abuela hacia sus propios dulces, así que nosotros comíamos dulces en Navidad, verano y poco más. El simple hecho de fabricar tus propios dulces, hace que te pienses dos veces comerlos. Es muchísimo más fácil comprarlos a 1 euros en las estanterías de los supermercados, disponibles los 365 días del año. Además evitas una serie de conservantes, colorantes y edulcorantes como el jarabe de maíz. Y sobre todo, al no poder usar trigo, no engordan.

Las industrias no los dan todo hecho y a precios de risa. Pero ¿no la hemos creado nosotros al igual que hemos creado una televisión basura? Porque las corporaciones también se adaptan a nuestra demanda: comida cada vez más rápida, barata y sabrosa. Hemos sacrificado la calidad por el precio. Claro que, muchas veces, no sabemos que nos están engañando (aunque ellos si lo saben, por supuesto). Ya no cocinan comida, ahora son laboratorios de productos comestibles.

Estamos acostumbrados a coger productos de las estanterías y echarlos a la cesta sin leer más que el precio (a veces ni eso). Confiamos en papá gobierno y tampoco queremos descubrir que lo que estamos echando en esa cesta puede ser perjudicial, y de verdad que una gran parte suele serlo.

El detective gastronómico, Michael Polland, lo advierte: «El modo en que comemos es el causante de las enfermedades más frecuentes en los países industrializados».

Necesitamos volver a un modelo sostenible para todos: empezando por los agricultores y ganaderos y acabando por toda la cadena hasta el producto terminado. Igual que conocemos a nuestro mecánico o dentista, necesitamos conocer a nuestro agricultor, a nuestro proveedor de alimentos. El sistema actual hace aguas por todas parte y solo nos ha llevado hacia una epidemia mundial de obesidad y diabetes. Debemos, además, recuperar nuestras recetas de toda la vida, porque en ellas están nuestro futuro.

Además, ya es imposible que el gobierno se ponga de nuestra parte. Están comprados por las corporaciones. No los imagino diciendo que «el pan nuestro de cada día» es un veneno. Se dedican a bajar la cabeza y a financiar a los millones de enfermos por los hábitos alimenticios de los impuestos de las fábricas de comida basura.
Tenemos la rueda de hámster perfecta: las industrias alimentarias nos enferman y las industrias farmacéuticas nos mantienen vivos.

Podemos mirar a otro lado y seguir con nuestra vida dejando a las grandes multinacionales de la alimentación que decidan lo que comemos nosotros y nuestros hijos o empezar a concienciarnos. Se que puede dar mucha ansiedad tener que controlar cada alimento que ingerimos pero debemos aprender a consumir; o por lo menos a elegir nosotros conscientemente si seguimos consumiendo la basura que nos venden. Como siempre, depende de nosotros[120].

---

[120] Puedes dirigirte a www.ellibroquehabladeltrigo.com o puedes escribir a francis.robert.miller@gmail.com para cualquier duda o aclaración.

Epílogo

Antes de terminar quiero aclarar un par de cosas:

La gente que me conoce, seguramente se haya sorprendido con este libro porque, durante toda mi vida, he sido un fanático de la comida basura. Paradójicamente, la gente que no me conocía antes me ven como un fanático de la comida ecológica.

Realmente, siempre he visto el movimiento bio o ecológico como algo caprichoso e inútil. Pensaba que era un invento para sacar el dinero a personas paranoicas que no se fiaban de papá gobierno. Digo esto porque puedo parecer que siempre he estado a favor de las cosas ecológicas pero es todo lo contrario. He sido un amante de los productos «made in USA», hasta tal punto de que una vez una compañera de piso me dijo que mi parte de la nevera le recordaba mucho a Nueva York. Supongo que estar en los dos frentes le da cierto valor añadido.

Por supuesto no quiero despedirme sin agradecer a todos mis grandes maestros sin los que este escrito no hubiera sido posible: Allen Carr, Oscar Sande, William Davis, David Perlmutter, Michael Pollan, Gary Taubes, Jean Seignalet, y en especial, con mucho cariño, a mi buena amiga Pepi García Baraza. Gracias por enseñarme tantas cosas.

También quiero dejar claro que la culpa de todo esto la tiene mi hermana, que ha sido la que ha transformado mi tranquila vida de comprador-ciego-ignorante-feliz en una vida de revisión y vigilancia constante de todo lo que consumo.
Gracias hermanita.